シュワシュワ感が
たまらない炭酸水。

のどの渇きをうるおしてくれたり、
スッキリ爽快な気分になる
だけではありません。

実は、ダイエット効果も
期待できるのです。

ただし、
炭酸水をダイエットに活用するには、
効果のある飲み方を知る必要があります。

それでは、問題です。
次の❶～❸に入る言葉を考えてみてください。

「❶［　　］炭酸水を、ご飯を食べる❷［　　］に、❸［　　　　］くらい飲むと、食べ過ぎ防止になる」

❶に入る言葉は、AとB、どちら？

Ⓐ…常温の

Ⓑ…よく冷えた

❷に入る言葉は、AとB、どちら？

Ⓐ…15分前

Ⓑ…直前

❸に入る言葉は、AとB、どちら？

Ⓐ…コップ1～2杯（300～400㎖）

Ⓑ…コップ半分くらい（100～150㎖）

続いて問題です。

❹ **栄養バランスを考えるなら、AとB、どちら？**

Ⓐ…**硬水の炭酸水**

Ⓑ…**軟水の炭酸水**

❺ **腸内環境を整えるなら、AとB、どちら？**

Ⓐ…炭酸水を**寝起きに飲む**

Ⓑ…炭酸水を**朝食後に飲む**

❻ **睡眠の質を上げる**なら、AとB、どちら？

Ⓐ…**寝る前に炭酸水を飲む**

Ⓑ…**寝る前は炭酸水を飲まない**

答えはわかりましたか？
炭酸水のすごい飲み方を覚えると、
健康的にダイエットができる
ようになります。

答えは17ページ

はじめに

はじめまして、管理栄養士の新生暁子《しんじょうときこ》です。

わたしが、1日のはじまりや終わりにのどが渇いたとき、気分転換したいとき、そんなときに決まって飲むのは炭酸水です。


近年は、コンビニエンスストアやスーパーなどで炭酸飲料のコーナーにたくさんの種類が並ぶようになりましたし、「炭酸水マシン」などもたくさん発売されて、自宅でも炭酸水が手軽につくれるようになっています。

そうした流れを見ていると、炭酸水がここ日本でも市民権を得てきたと実感することが多くなりました。

わたしが炭酸水を深く知りたいと思うきっかけになったのは、とあるフランスの微炭酸ドリンク。

そのドリンクは、ちょっとしょっぱい味がして、「この飲み物はなんだろう?」という印象でした。

根っからの炭酸好きなわたしは、そのときの衝撃が忘れられず、もっともっと炭酸水について知りたくなりました。

そこで、海外や日本の文献を探して、学術的に炭酸の効果や体への影響などを調べてみることにしたのです。

すると、炭酸水や炭酸そのものが体に及ぼす影響や効果などが記された論文が多数発表されており、医学的見地からも炭酸に対する関心が非常に高いことがわかりました。

なかでもヨーロッパでは、天然の炭酸泉《たんさんせん》（二酸化炭素泉）が豊富なため、古くから医学的な治療に用いられています。

炭酸泉に含まれる炭酸ガスが皮膚から体内に浸透し、毛細血管内に入り込むことで、毛細血管が広がり血流を活発にします。そうした作用から、特に循環器系疾患において動脈硬化や心臓病の治療やリハビリにも積極的に活用されています。

また、ジーコ監督が率いていたサッカー日本代表が、２００６年のサッカーワールドカップ・ドイツ大会前の合宿のときに炭酸泉を導入し、選手たちの疲労回復をはかったことは、当時、話題になりました。

日本でもトップアスリートに対して、疲労回復だけでなく、肉ばなれや筋挫《きんざ》傷《しょう》といったケガの炎症を抑えるために炭酸泉が使われています。一流のアスリートは、やはり情報をたくさん持っていて、よいものはどんどん試すという考えがあるのでしょう。

わたし個人の活用法は、無味無臭の炭酸水を飲むだけでなく、炭酸飲料もよく利用しています。

たとえば、飲みきれなかったコーラを冷蔵庫にとっておいて、お肉料理に利用するのです。

煮るときなどにコーラを使うことでお肉が柔らかくなるし、肉じゃがをつくるときに使うと、コーラに甘味料が含まれているので、あえて砂糖を入れなくても甘みを出すことができるので便利です。

しょうがを買い忘れたときなどは、飲みきれなかったジンジャーエールを料理に使うことで、しょうがの風味が少し残りますし、余分な砂糖を入れずに甘みの調節ができます。

料理も美味しくできるし、飲み物そのものも無駄にすることなく使いきることができ、一石二鳥なのです。

料理以外にも、わたしが実際に炭酸水を利用して、「これはぜひおすすめ！」と感じた使い方があります。

あるとき、行きつけの美容室で炭酸水を使ったヘッドスパをすすめられて初体験。

炭酸のシュワシュワ感が心地よく、頭皮の老廃物が排除されてスッキリ爽快！頭の炭酸ヘッドスパを自宅でもできるように考え、少し気が抜けてしまって、もう捨てるしかない炭酸水で髪を洗ってみると、美容室で体験した炭酸ヘッドスパに近い効果を感じることができました。

このように、炭酸水の活用法は、実にさまざまです。

単なる飲料としてだけでなく、美容や料理などにおいても、ちょっとした工夫で驚くべき炭酸パワーを発揮します。
本書では、わたしなりの炭酸水活用法を紹介していきます。

管理栄養士　新生暁子

CONTENTS

PART 1 炭酸水で健康的にダイエット

PART 2

炭酸水で健康生活

PART 3

炭酸水で美的生活

それでは、巻頭ページの答え合わせをしましょう。

❶〜❸の正解は、

「①常温の炭酸水を、ご飯を食べる②15分前に、

②コップ1〜2杯くらい飲むと、

食べ過ぎ防止になる」

炭酸水を飲むと炭酸ガスによって胃がふくらみ、
脳が、「おなかいっぱい！」と勘違いしてくれます。
これが、食前に飲む炭酸水がダイエットに効く理由です。
ただし、飲み方には要注意。
コップ半分くらいの炭酸水を、
食事の直前に飲んだ場合には、
胃が刺激されて、逆に食欲が増進される可能性があります。
また、炭酸水は冷やすほど炭酸ガスの濃度が高まり、
同じように胃を刺激して食欲が増進されてしまいます。

❹の正解は、

栄養バランスを考えるなら、

硬水の炭酸水

硬水にはミネラルが多く含まれるからです。

ただ、人によって向き不向きがあるので無理は禁物です。

❺の正解は、

腸内環境を整えるなら、

炭酸水を寝起きに飲む

寝起きの炭酸水がぜん動運動を活性化し食欲不振を解消。

あくまでも、「健康にやせてこそダイエット」です。

❻の正解は、

睡眠の質を上げるなら、

寝る前に炭酸水を飲む

炭酸水を飲むと、自律神経の副交感神経が優位になります。
睡眠の質を上げるには欠かせないことのひとつです。

炭酸水のすごい飲み方と、
その効果がわかりましたか?

炭酸水を正しく飲めば、
無理せず健康的にダイエットできるのです。

炭酸水がダイエットに効果があるのはわかったけれど、
無味無臭の炭酸水を毎日飲むのはちょっと……。
そう思っている人がいるかもしれませんね。

そんなあなたのために、
毎日飲める炭酸ジュースのつくり方を
紹介しましょう。つくり方は簡単。
炭酸水と日替わり食材を混ぜ合わせるだけです。
甘味がほしいときは、
好みではちみつを入れると飲みやすくなります。
たとえば、1週間、
こんな日替わりメニューはいかがでしょうか。

Monday

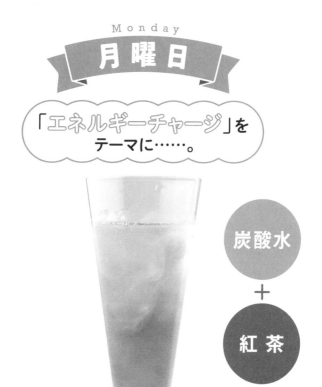

月曜日

「エネルギーチャージ」をテーマに……。

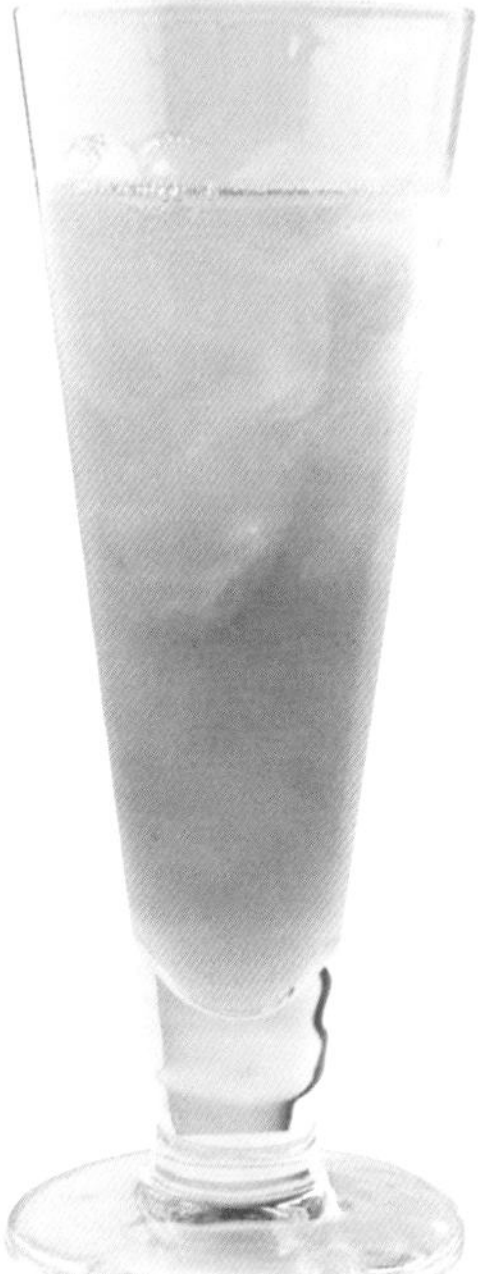

炭酸水

＋

紅茶

材料（1人分）

炭酸水…100mℓ
紅茶…100mℓ
※紅茶の量はお好みで

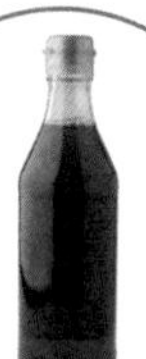

体を活性化させるカフェインが含まれる紅茶に、炭酸水を入れて混ぜる。コーヒーが好きな人は、炭酸水＋コーヒーでもOKです。

Tuesday

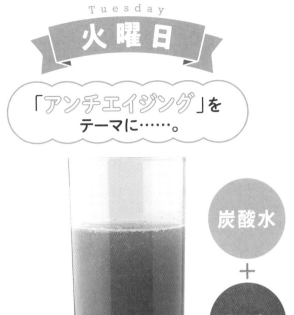

火曜日

「アンチエイジング」をテーマに……。

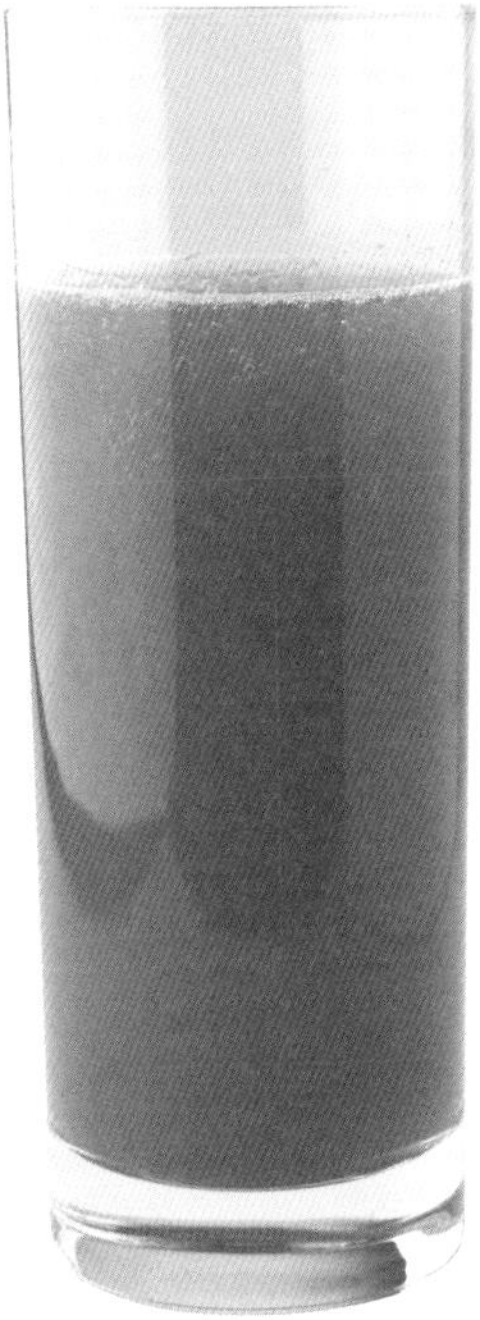

炭酸水

＋

トマト

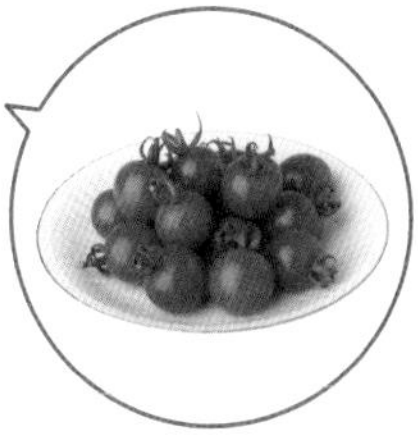

材料(1人分)

炭酸水…100mℓ
トマトジュース
…100mℓ
※トマトジュースの量はお好みで

若返りの栄養成分であるリコピンが多く含まれるトマトジュースに、炭酸水を入れて混ぜる。

Wednesday

水曜日

「リカバリー」をテーマに……。

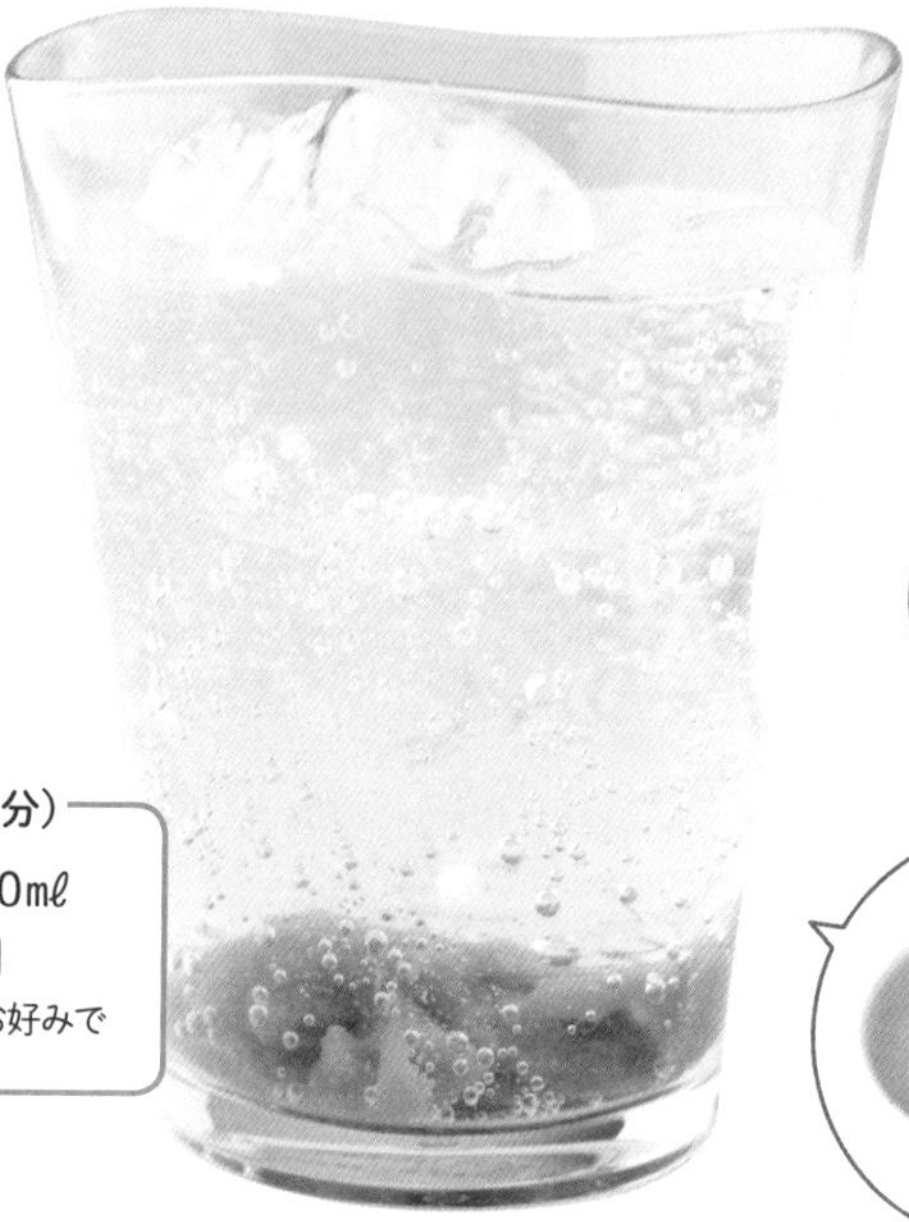

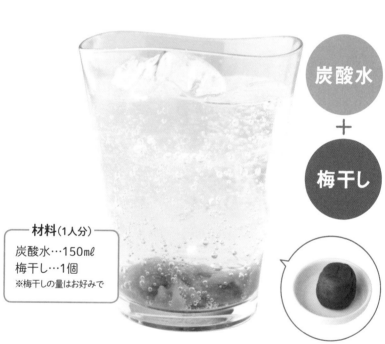

炭酸水

＋

梅干し

材料（1人分）

炭酸水…150mℓ
梅干し…1個
※梅干しの量はお好みで

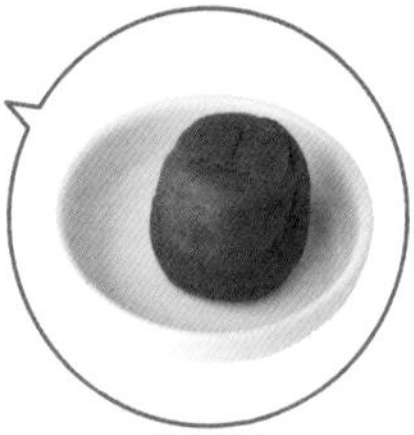

疲労回復効果があるクエン酸が含まれる梅干しを炭酸水のなかに入れ、つぶして混ぜる。種が気になる人は、取り除いてから梅肉だけ入れてください。

Thursday

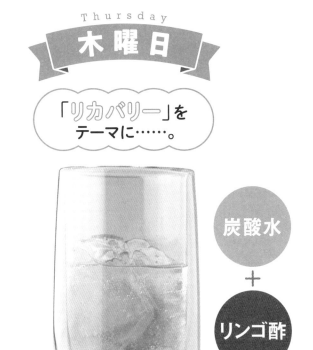

木曜日

「リカバリー」を
テーマに……。

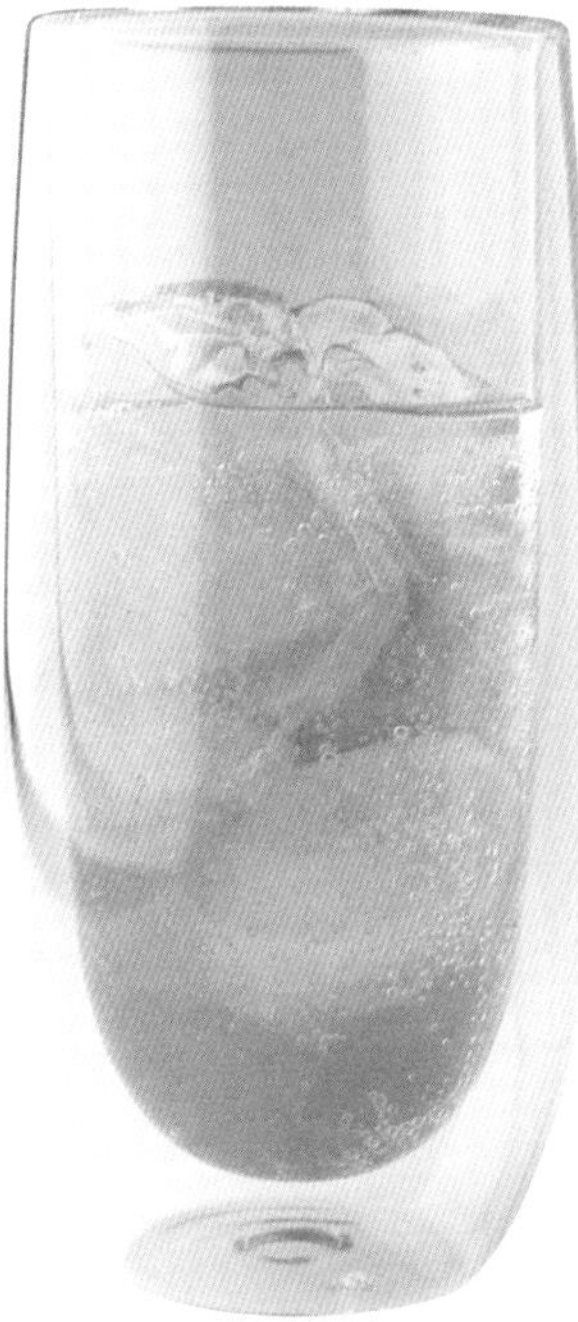

炭酸水
＋
リンゴ酢

材料（1人分）

炭酸水…170㎖
リンゴ酢…30㎖
※リンゴ酢の量はお好みで

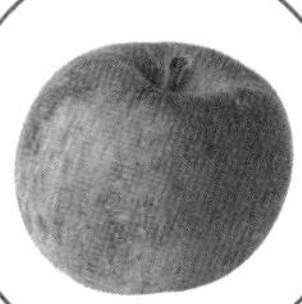

疲労回復効果があるアミノ酸とクエン酸が含まれているリンゴ酢に、炭酸水を入れて混ぜる。酢が苦手な人は、リンゴ酢を少なめで。

Friday

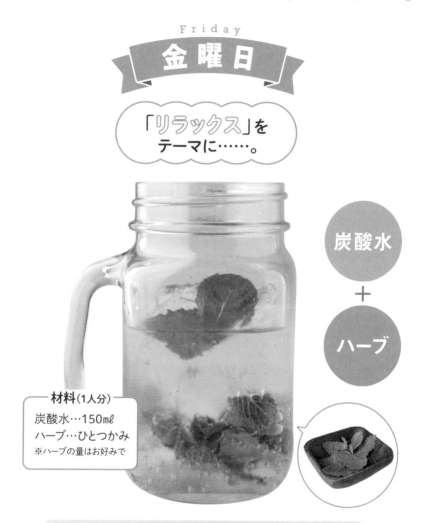

金曜日

「リラックス」を
テーマに……。

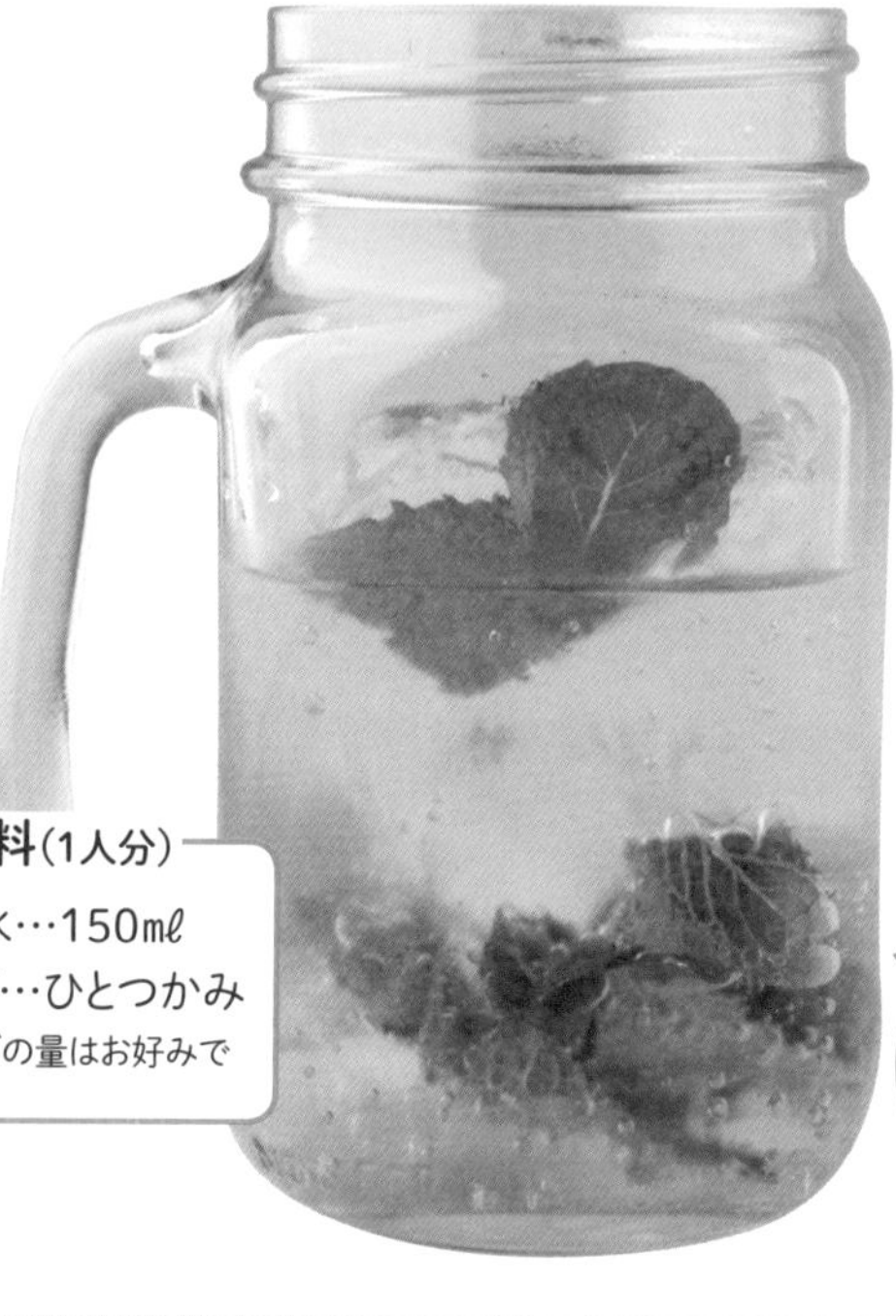

炭酸水
＋
ハーブ

材料（1人分）
炭酸水…150mℓ
ハーブ…ひとつかみ
※ハーブの量はお好みで

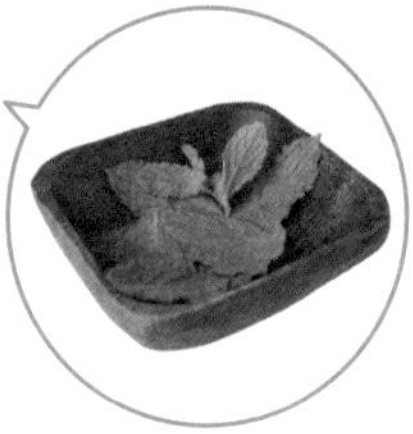

炭酸水に、リラックス効果のある**「ラベンダー」「カモミール」「ジャスミン」「レモンバーム」**などのハーブを入れる。

Saturday

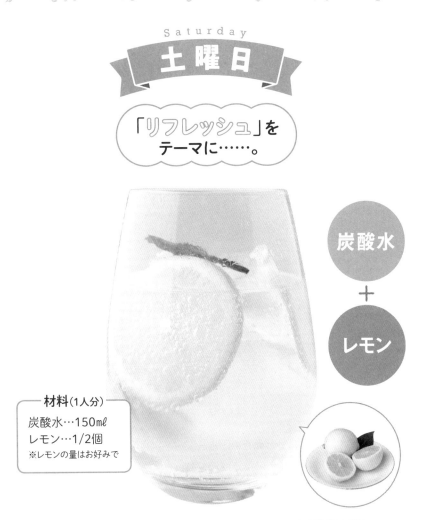

土曜日

「リフレッシュ」をテーマに……。

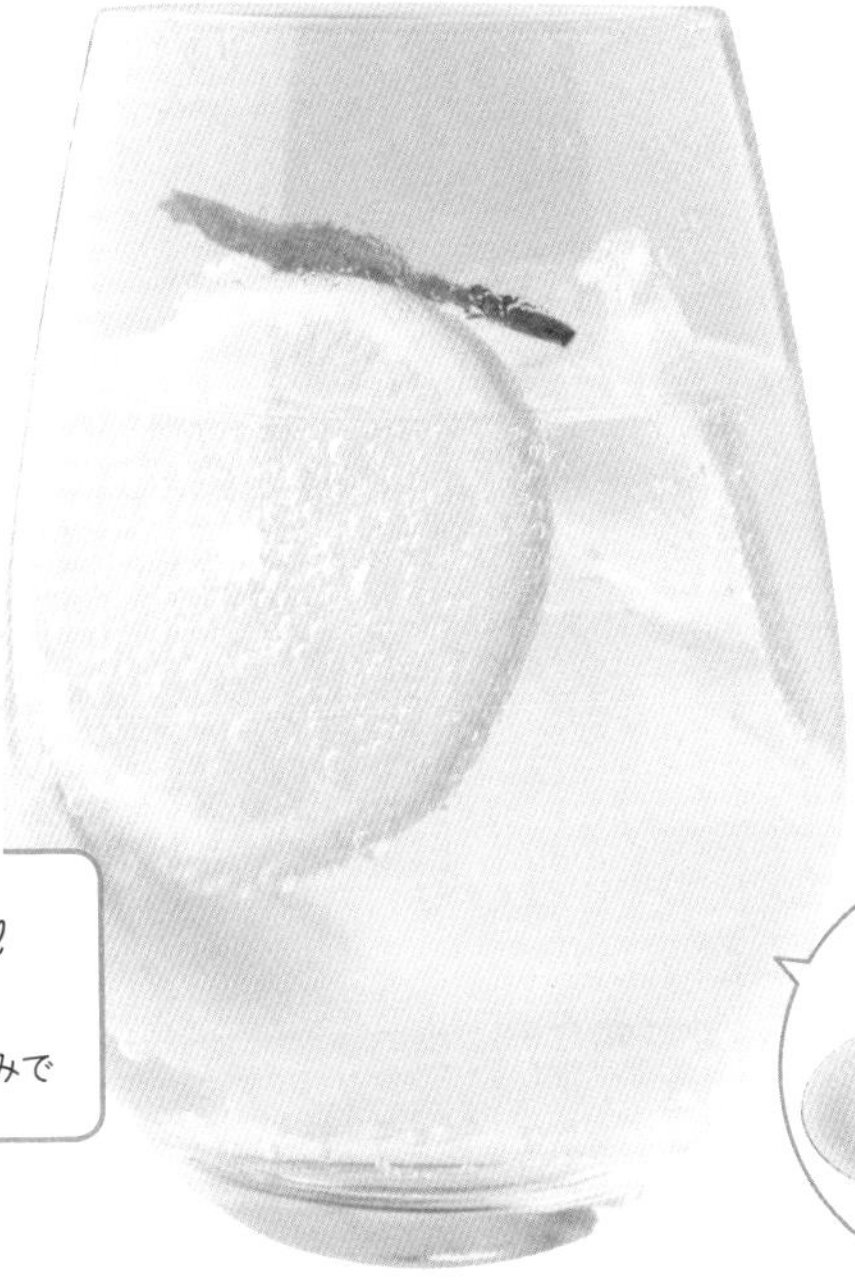

炭酸水
＋
レモン

材料（1人分）

炭酸水…150㎖
レモン…1/2個
※レモンの量はお好みで

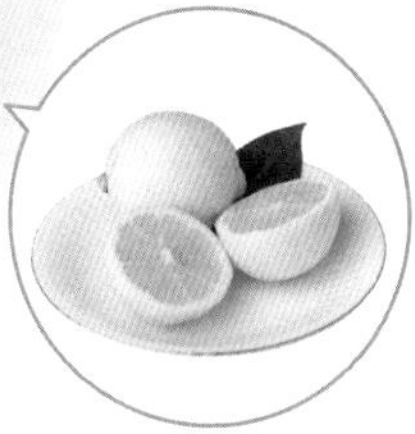

炭酸水に、**気持ちをリフレッシュさせる「リモネン」**を含んでいるレモンを薄く輪切りにして入れる。レモンの代わりに柑橘系フルーツでもOK。

Sunday

日曜日

「デトックス」をテーマに……。

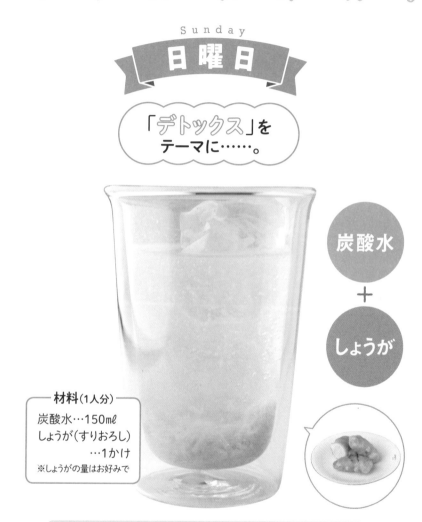

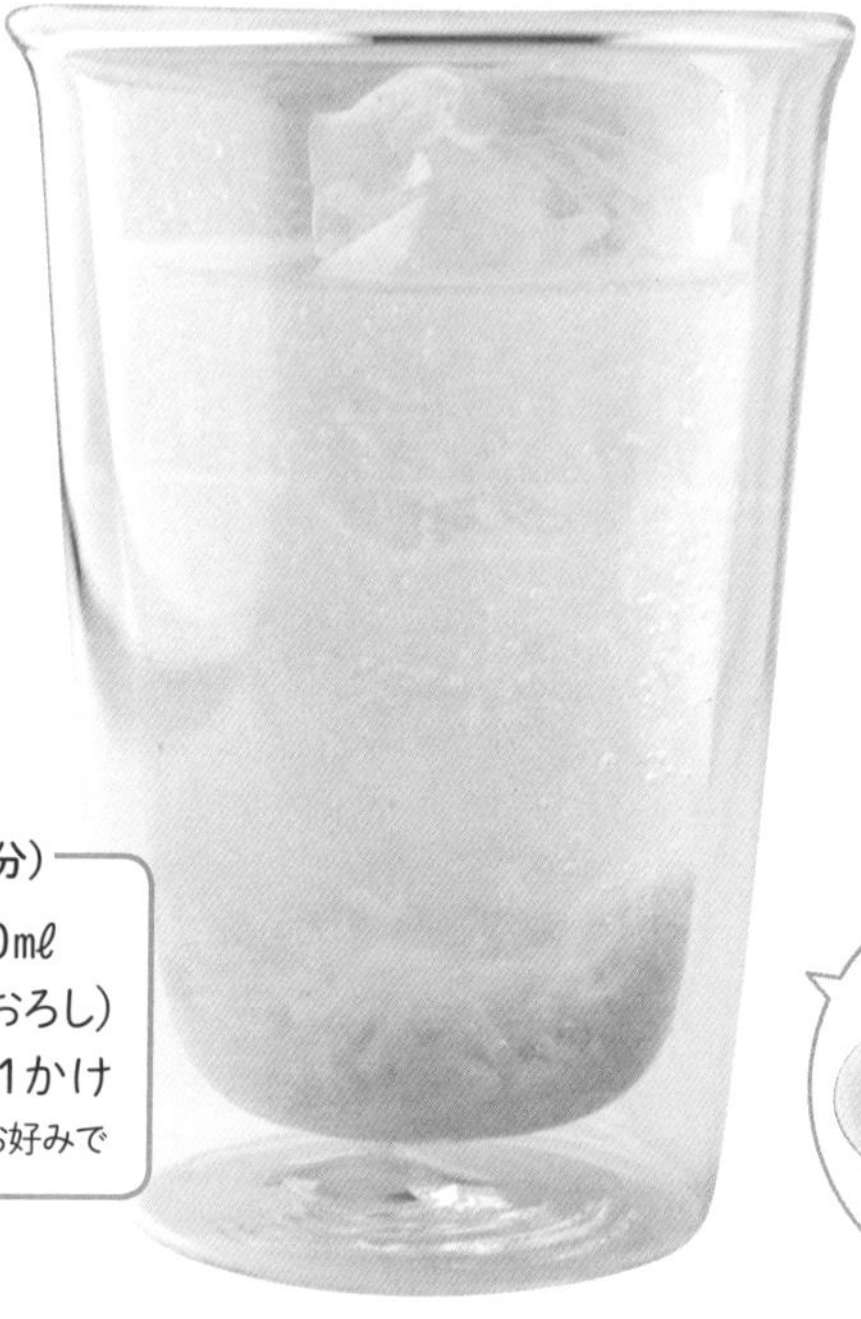

炭酸水 ＋ しょうが

材料(1人分)

炭酸水…150mℓ
しょうが(すりおろし)…1かけ
※しょうがの量はお好みで

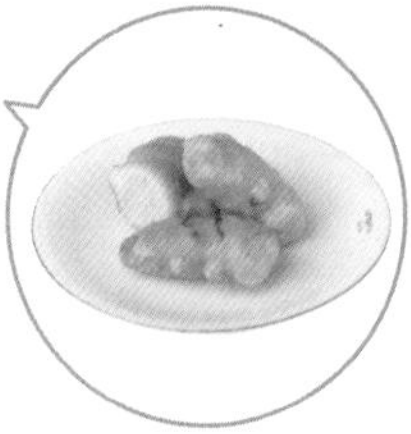

炭酸水に、**血流がよくなることでデトックス効果を期待できる**しょうがを、すりおろして入れる。しょうがには、抗酸化作用もあります。

ここで紹介したのは一例で、もちろんアレンジは自由です。
無味無臭の炭酸水だからこそ、
いろいろな食材とあわせることができるし、
味を損なわずに栄養成分を吸収できます。

あなたオリジナルのすごい炭酸ジュースをつくって、
毎日、炭酸水を飲む習慣を身につけましょう。

炭酸水生活が習慣になると、
気づいたら、おなかまわりが
スッキリしているかもしれません。

本書では、ダイエットのための炭酸水のすごい飲み方を
紹介するだけでなく、いつまでも若々しく
健康的に生きるための炭酸水活用法も紹介しています。
炭酸水って、実はすごいんです。

PART2では、自宅で炭酸泉を楽しむ炭酸浴の方法。
PART3では、肌や髪を元気にする炭酸水美容術。
PART4では、炭酸水で料理が美味しくなる方法。

炭酸水を上手に、正しく活用して、
健康美人になりましょう。

PART 1

炭酸水で健康的にダイエット

食事の前に炭酸水を飲めば、胃がふくらみ、おなかがいっぱいになる

炭酸水が食欲を抑制するふたつのアプローチ

わたしはアスリートから一般の人まで幅広く栄養指導を行っているため、ダイエットについての相談を受けることがよくあります。

そんなみなさんにダイエット方法を伺うと、偏《かたよ》った食品だけを食べたり、食事を抜いたり、ダイエット効果があるとうたわれているサプリメントを摂ったりと、栄養士の立場から見ると体にも精神的にもいいとは思えない方法で、ダイエットに取り組んでいることが多々あるようです。

せっかくダイエットするなら、栄養のバランスを考え、ストレスなく、健康的にダイエットをしてほしいと思います。

ダイエットとは単にやせるということではなく、その人に合った健康的な体

を手に入れることです。

そこで、わたしがおすすめしたいのは、炭酸水を上手に活用しながら栄養バランスも考えたダイエット方法です。

子どもの頃を思い出してみましょう。親から、「ご飯を食べる前に炭酸飲料（コーラやサイダーなど）を飲むと、ご飯が食べられなくなるからダメよ！」と注意されたことがありませんでしたか？　ここに、ダイエット効果が期待できるポイントが隠されています。

炭酸水には多くの炭酸ガスが溶け込んでいるため、**食事の前に炭酸水を飲んで、この炭酸ガスを体内に取り込むことによって胃がふくらみます。すると脳が錯覚《さっかく》を起こして、「おなかいっぱい！」と判断する**のです。そうして食欲を抑制することになり、ダイエット効果につながるというわけです。

食前に「300㎖」の炭酸水を「常温」で飲む

ただし、飲み方にポイントがあります。それは、炭酸水を飲む量です。ある実験データによると、500㎖の炭酸水を飲むと炭酸水と炭酸ガスで胃がふくれて満腹中枢が刺激されるのですが、**100㎖程度の炭酸水を食前に飲んだり、食事中に少し飲んだりした場合は、胃が刺激されて逆に食欲が増進してしまう**ことがわかったそうです。

とはいえ、食事ごとに500㎖もの炭酸水を一気に飲むのはとても大変なことですよね。日常では、**食前に300㎖の炭酸水を飲むだけでもダイエット効果が期待できます**から、無理せずそれくらいの量から取り組んでみましょう。

なかには、ダイエット効果を急ぐあまり、炭酸水を多く飲めばより効果が得られるのではないかと、1500㎖もの炭酸水を一気飲みする強者《つわもの》もいるようですが、これは危険な行為です。

血中に炭酸ガスが増え過ぎると、「炭酸酩酊《めいてい》」といって酔っぱらったような状態におちいることがあるからです。

炭酸水をダイエットに活用するときは、くれぐれも体に無理のない範囲の量を飲むようにしてください。

飲むときのポイントがもうひとつあります。

それは、炭酸水の温度で、ダイエット効果を得るための重要なポイントになります。

炭酸水は冷蔵庫でキンキンに冷やしたほうが炭酸ガスの濃度が高くなります。

逆に、炭酸水は常温になるほど炭酸ガスが薄まっていくという特徴を持ち合わせています。

わたしはキンキンに冷えた炭酸水を好むのですが、ダイエット効果を求めるならば、ここはちょっと我慢。**炭酸水がダイエット効果を発揮する20～25℃を目安とした常温で飲むことが重要**です。というのは、冷やすことで炭酸濃度が高くなると、胃を刺激して食欲が増進されるからです。

どうしても常温では飲みにくいという場合は、糖分を含まないレモン汁などの果汁を入れるだけでも飲みやすくなります。こうしたちょっとしたひと手間が、炭酸水ダイエットを成功させる秘訣です。

食べ物を流し込むような飲み方に要注意！

食事の前ではなく、「食事中」に炭酸水を飲むことについても大切なポイントがあります。

特に女性の場合、外食のときに「ペリエ」などの炭酸水を飲んでいるという人もいるでしょう。

この行為には注意が必要。なぜなら、炭酸水を飲むことで食欲を抑えられてダイエット効果を期待できることもあれば、**飲み方次第では逆に太りやすくなる**ことも考えられるからです。


もちろん、食事中に炭酸水を飲むことで、食前に飲むことと同じようにおなかがいっぱいになることは事実でしょう。

さらに、これは炭酸水に限らないことですが、**食事中に水分を摂取すると胃のなかの消化酵素《こうそ》が薄まります**。そのため、食べ物の消化に時間がかかり、食べ物が胃に停滞する時間が長くなります。それに加え、ものを食べるだけではなく飲み物を飲むので、それだけ食事に時間がかかることにもなります。そのあいだに脳の満腹中枢《まんぷくちゅうすう》が働いて、食べ過ぎを抑制してくれるとも考えられるでしょう。

「それならば、ダイエットには効果的なのでは?」と思いますよね。ところが、飲み方によってはこの効果を引き出せません。食事中、食べ物を流し込むように炭酸水などの飲み物を飲んでいる人はいませんか? そのような飲み方をしていると、**食べ物を噛《か》む回数が減ってしまい、満腹中枢が働くまでの時間が長くなる**ことにつながります。よって、満足感を得られないままに食べ過ぎてしまうことがあるのです。

炭酸水に限らないことですが、飲み物で食べ物を流し込むような飲み方は避けたほうが賢明です。

食欲がないときも、炭酸水を少量飲んで健康にやせる

胃の「ぜん動運動」を活発にする炭酸水

ダイエットでもっとも危険なのは、栄養を摂取せずにやせることです。エネルギーを体に取り入れなければ人間は簡単にやせますが、体にダメージが残ります。健康に痩せてこそダイエット。栄養指導をしている立場からも、食べないダイエット法はおすすめできません。

一方、食べたくても食べられないときがあると思います。残業続きで疲れているときや、夏バテのときなどは食欲がわきませんよね。胃腸が弱い人もいるでしょう。そんなときにこそ、炭酸水を活用してください。**食べる前に炭酸水を飲むだけで、胃が活発になって食事がのどをとおるようになります。**

どうして食欲が増進するのかというと、**炭酸水が胃に入ると胃の血管を拡張して血流がよくなり、胃の「ぜん動運動」を活発にしてくれる**からです。ぜん動運動とは、消化管などの臓器の収縮運動のことで、おもに食道から直腸までの運動のことをいいます。この運動が活発になると口から入った食べ物がスムーズに運ばれ、運動が低下すると消化に時間がかかります。

飲み方のポイントは、**食前に炭酸水を100〜150㎖くらい飲む**こと。

ダイエット目的で食べ過ぎを防ぐときは500㎖が目安ですが、食欲増進が目的のときはそれほどたくさん飲む必要はなく、炭酸ガスで胃を刺激するだけで十分です。市販されている炭酸水には、炭酸ガスが3000〜6000ppmの高濃度で溶け込んでいますが、胃のなかに入ると1000ppmくらいまで下がるといわれます。それでも、十分な効果があります。

このときも炭酸水の温度には気をつけてください。おなかをいっぱいにするときは常温でしたが、**食欲を高めるときには冷やして飲みましょう。**ぬるい炭酸水だと、食欲を抑制することになります。

栄養をバランスよく摂るという意味では、硬水系の炭酸水がおすすめ。硬水は、カルシウム、マグネシウムといったミネラルが豊富に含まれている水です。現代人の食生活はミネラルが不足しているといわれているので、炭酸水でミネラルを摂り入れるようにしましょう。

ただし、水道水や国産のミネラルウォーターは軟水なので、日本人は体が硬水に慣れていない側面があります。ちなみに、ヨーロッパ産の炭酸水はおもに硬水で、硬度が高い炭酸水を飲むとおなかがゆるくなる人がいます。おなかをこわしてしまう人は、無理せず軟水系の炭酸水を選ぶようにしましょう。

シュワシュワ爽快感の正体は、水に溶けなかった炭酸ガス

炭酸水ってなに？

あらためて、そもそも、炭酸水ってどんなものか知っていますか？

単純に、炭酸＋水＝炭酸水というのは、イメージできると思います。

では、炭酸とはなんでしょうか？　中学生の頃、理科の授業で習いましたよね？　覚えていますか？

炭酸とは、炭酸ガス（二酸化炭素）のことで、この炭酸ガスが水に溶け込んだものが、いわゆる「炭酸水」です。

別名「発泡水」とも呼ばれていますが、シュワシュワとしたきめ細かい泡は、水に溶けきれなかった炭酸ガスが気体になったもの。この泡が口に入れたときの爽快感をもたらし、のどをうるおしてくれるのです。

みなさんは炭酸飲料というと、どんな飲料を思い浮かべるでしょう。サイダーやラムネ、コーラでしょうか？　お酒が好きな人であれば、ビールやハイボールなどを思い浮かべる人もいるはずです。

日本でいう炭酸飲料は、「炭酸飲料品質表示基準」によって法的に決められています。飲用に適した水に二酸化炭素を圧入したもの、これが炭酸水。さらに、この炭酸水に甘味料、酸味料、フレーバリングなどを加えたものと定義されています。

コーラやサイダーなどはこのなかに入るでしょう。一方、果実飲料や酒類、医薬品は炭酸飲料からは除かれています。ですから実は、**ビールや炭酸入り栄養ドリンクなどは炭酸飲料とはいわない**のです。

炭酸濃度がもっとも高いのが炭酸水

炭酸飲料は種類によって、「炭酸がきつくてこの炭酸飲料は飲みにくいな……」というものもあるかもしれませんが、これは炭酸濃度の違いによるものです。**炭酸ガスの量が多ければ「炭酸がきつい」と感じる**のです。ここでも、炭酸飲料と呼んでいい炭酸のガス圧（炭酸ガスの量の程度）が、JAS規格で法的に決められています（温度20℃のときのガス圧）。

炭酸ガスの量が多い順に並べると、1位が炭酸水、2位が炭酸水に甘味料、酸味料、フレーバーを加えたサイダーやコーラ、ジンジャーエール、トニックウォーターなど、3位が炭酸水に果汁や乳製品を加えた、たとえばクリームソーダなどです。

炭酸ガスの量が多いほど、炭酸濃度が高くなるので、**コーラやジンジャーエールなどよりも無味無臭の炭酸水のほうが炭酸はきつい**というわけです。

しかし、ペットボトル入りの炭酸水や炭酸飲料の炭酸濃度は、キャップを開けて空気に触れるごとに約3分の1〜5分の1程度薄まってしまいます。ペットボトル入りの炭酸飲料を揺らしたり振ったりしたあとキャップを開けたときに、まるで噴水のように中身が溢《あふ》れ出てしまって大変な思いをしたことがあるはずです。

一般的に炭酸製品は、水を冷却してから圧力をかけて二酸化炭素を強制的に溶かして製品としています。ですからキャップを開けたときには、一気に炭酸が外に出ようとして泡が溢れ出します。するとそのときに、炭酸濃度も下がってしまいます。また、温度が上がることでも炭酸濃度は低下します。**炭酸は結構デリケート**なのです。

軟水、硬水で味が変わる!?

炭酸水の種類にはどのようなものがあるかを見ていきます。

そもそも炭酸は、天然炭酸と人工炭酸の2種類に分けられます。天然炭酸は、湧き水として汲み上げるときに二酸化炭素をすでに豊富に含んでいるものです。一方の人工炭酸は、採水後に二酸化炭素を圧入しているもので、国産の炭酸水として店頭に並んでいるものの多くは人工炭酸です。

そして、炭酸水の種類を複雑にしているのが、採水されている水の種類です。**日本の水の多くは軟水《なんすい》でミネラル分が少なめ**。中硬水は、ちょうど軟水と硬《こう》水《すい》の間に位置し、ミネラル分が適度に含まれています。硬水はヨーロッパ産などに多く、マグネシウムやカルシウムなどのミネラルが豊富です。**どのタイプの水に炭酸を加えるかで味も微妙に変わってくる**ことになります。

炭酸ガスが血液に取り込まれると、代謝アップが期待できる

酸素不足を解消しようと体がエネルギーを消費

炭酸ガスが血液に取り込まれると、体の代謝アップが期待できます。

炭酸ガスとは、二酸化炭素です。液体である血液が取り込むことができる気体の量には上限があるので、二酸化炭素が多く取り込まれるほど、酸素内の血中濃度は下がります。簡単にいえば、酸素不足の状況になるのです。

いうまでもなく、酸素は人間の生命活動に欠かせないものです。そのため、酸素不足におちいった体は、その状況をなんとか解消しようと必死になって酸素を体に取り込もうとします。

そして、その**酸素を取り込む活動をするためにもわたしたちの体はエネルギー**

を消費するので、代謝アップにつながるのです。そのため、ダイエット効果が期待できます。

極端な食事制限をすると逆に太る？

注意してほしいのは、多くの人がやりがちな極端な食事制限によるダイエットです。もちろん、摂取カロリーを抑えればやせられます。でも、**極端な食事制限によるダイエットには大きな危険がともないます。**

代謝とは、摂取した栄養素をエネルギーに変換して使うというサイクルのことを指すのですが、エネルギーに変換される栄養素には優先順位があり、糖質、脂肪、たんぱく質という順に使われます。

糖質は体にたくわえにくい性質があるため、なにも食べなければその次に体にたくわえられている脂肪が使われます。しかし、使われる脂肪の量には限度があります。食べ物が手に入らないといった、いざという場合、体は一定量の脂肪をたくわえておこうとするのです。

するとなにが起きるか？　体は筋肉を分解してたんぱく質からエネルギーをつくろうとします。そうなると筋肉量が徐々に減っていき、基礎代謝がどんどん下がります。つまり、太りやすい体になるというわけです。

見た目は細くてやせているのに、体脂肪率は高いという人がいますよね。そういう人は、まさにこういった**極端な食事制限によるダイエットによって、筋肉量が減っている**場合があります。体全体に占める筋肉量が減っているため、使われない脂肪だけが残されているという異常な状態におちいっているのです。

そういった人のなかには、内臓脂肪がすごく多かったり、脂質異常症だったりと、とても健康とはいえない人がたくさんいます。体に必要な糖質や脂質はきちんと摂取したうえで、代謝を上げていきましょう。

寝起きの炭酸水1杯で、らくらく便秘解消

「ぜん動運動」が活発になりお通じがスムーズに

コップ1杯の炭酸水は、便秘解消にも効果を発揮します。

便秘は男性よりも女性のほうがなりやすく、特に女性で悩んでいる人は多いのではないでしょうか？

便秘の原因はさまざまですが、女性の場合は腹筋の弱さ、ホルモンの分泌の減少、食事を制限したダイエット、運動不足、そして、トイレに行くタイミングがつかめず便意を我慢してしまう、といったことが挙げられます。

「便秘は日常的だから」とそのままにしておくと、代謝が悪くなるだけでなく、肌荒れや思わぬ病気につながることもあります。便秘による腹痛や腹部膨満感《ぼうまんかん》などが食欲の低下を招くことで、栄養状態が悪化して体のあらゆる機能が落ち、心筋梗塞や脳卒中のリスクも高まると考えられています。

特に、食事を制限したダイエットを行っている人は要注意。食事を制限してしまうと便のカサが減ってしまうだけでなく、食事に含まれる水分すら体内に摂り入れることができなくなります。

人の体の約60％は水分でできています。よって、体内で不足している水分は意識的に補わなければなりません。しかし、その水分補給を行わないと、体が体内の水分を外に出さないように働き、便の水分も奪われてしまいます。すると便が硬くなって排便が困難になり、ますます深刻な便秘になるでしょう。

また、人は寝ているあいだに約５００㎖の汗をかいているといわれています。朝起きた直後の体は水分不足になっているので、しっかりと水分補給する必要があります。

そこで習慣にしたいのが、寝起きの炭酸水。朝起きてすぐに水を飲む習慣がある人は、今日から炭酸水に替えてみましょう。

寝起きにコップ1杯の炭酸水を飲むと、水分補給になるだけでなく、朝は胃がからっぽの状態ですから、**炭酸ガスの刺激が胃の血流を活発にさせ、さらにその先にある大腸まで刺激してくれます。腸の血行がよくなると、便を押し出す「ぜん動運動」も活発になる**ので、お通じもスムーズに。

このときに飲む炭酸水は、食欲増進のときと同じように**冷やした炭酸水を飲む**ように心掛けてください。ただし、胃腸が弱く炭酸水の効き目が強過ぎるときには、炭酸水を常温にして飲んだり、量を減らしたりするなど、自分に合ったペースで試しましょう。便秘を解消するだけで、**ぽっこりおなかがスッキリして、ウエストが細くなります。**

お酒の飲み過ぎで、体内のエネルギーは脂肪に変わる

二日酔いの原因は水分補給の不足

わたしは自分で料理をすることも大好きですが、レストランや居酒屋で友人たちと一緒にお酒を飲み、語らいながら楽しい時間を過ごすのも大好きです。しかし、楽しい会話が弾むとついついお酒のピッチも速くなり、アルコールも結構な量になりがちです。そして翌朝には、二日酔いで前夜の飲み過ぎを後悔することに……。

「お酒はやめられないけれど二日酔いにはなりたくない」。そう思っているみなさんに、二日酔いを予防するためのワンポイントをお伝えします。

そもそも二日酔いとはなんでしょうか？　二日酔いのメカニズムはまだ詳しく解明されていないのですが、アルコールを分解する際にできる有害物質アセトアルデヒドを代謝しきれず体内に残ってしまうことによって、悪酔いや頭痛やめまい、吐き気など、二日酔いの症状を起こすとされています。

このアルコールの分解能力には個人差があり、わたしたち日本人もそうですが、黄色人種の約半数はアセトアルデヒドを分解するためのアセトアルデヒド脱水素酵素がまったく働かない、もしくは働きが弱いタイプに該当します。

また、アルコールの分解能力にかかわらず、アルコールは最終的に水と二酸化炭素に分解されます。そのとき、肝臓ではアルコールを分解するためにたくさんの水が必要となります。そのため**水分補給が足りないと、脱水症状になり二日酔いが生じる**ということです。

お酒を炭酸水で割りアルコール濃度を薄める

さて、みなさんはレストランや居酒屋でどんなお酒を飲みますか？　実は、お酒の種類によっても二日酔いを予防することができます。

なぜなら、お酒の種類によってアルコール濃度が異なるからです。二日酔いしないギリギリの水分量を含むアルコール濃度は、約5%。お酒の種類をアルコール濃度の低い順で見ていくと、ビール5%、ワイン（赤・白）13%、日本酒15%、焼酎やウイスキーなどは25%以上です。ですから、アルコール濃度の高いお酒の量が増えれば二日酔いしやすくなるのも当然です。

そこで、少しでも二日酔いを予防するために、**アルコールを水や炭酸水で割って、まずはアルコール濃度を薄めてしまいましょう。**お酒の種類によっては水や炭酸で割ると美味しく飲めないものもあるので、そんなときのおすすめは、**お酒と炭酸水を交互に飲む**方法。炭酸水をいわゆるチェイサーにするのです。

さらに水分補給のタイミングとして、お酒を飲んでから**寝る前にも水分補給を行えば二日酔い予防に効果的**です。

特にわたしがお水よりも炭酸水を推奨するのは、**炭酸の性質により胃腸の吸収力が高まるために、たくさんの量のお酒を飲まなくてもほろ酔い気分を味わうことができ、**体に無理なく楽しい時間を過ごすことができるから。

ただ、胃腸の吸収力が高い分アルコールの吸収も高まるので、たくさんの量のお酒を飲んでしまうのであれば、二日酔い予防にはならないので注意してください。

「使われないエネルギー」はダイエットの敵

二日酔い予防のほか、ダイエットのためにもお酒の飲み過ぎには注意が必要です。お酒は、「エンプティーエネルギー」とも呼ばれます。空っぽのエネルギー、つまり「使われないエネルギー」という意味です。

ここまでの話で、「炭酸水が代謝をアップしてくれるし、二日酔い予防にもなるのだから、お酒を炭酸割りにすればいくら飲んでも大丈夫」と思った人もいるかもしれません。ところが、**摂取量が一定量を超えると、アルコールのエネルギーは体にたくわえられます。**しかも、そのエネルギーは使われるわけではありません。脂肪に変わるのです。

では、肝心な一定量とはどのくらいでしょうか？　このことについては個人差が大きく、人それぞれとしかいえませんが、ひとつの目安となるのが、厚労省が示している適量です。その量は、「1日平均純アルコールで20g程度」。お酒の種類でいえば、「ビール中瓶1本」「日本酒1合」「チューハイ（7％）350㎖」「ウイスキーダブル1杯」です。

「百薬の長」ともいわれるお酒ですから、自分に合った適量であればストレス解消、食欲増進といったプラスの効果も期待できます。二日酔いせず、ダイエット効果を失わない楽しみ方をしてください。

体内の老廃物を一掃！炭酸水にはデトックス効果もある

炭酸水が血行を促進し体内の老廃物を排出

何度もお伝えしますが、単にやせるということではなく、その人に適した健康的な体を手に入れることこそが、ベストなダイエットです。

そういう意味では、健康を邪魔する余計なものである**老廃物をきちんと排出することも、ダイエットの大切な要素**となるでしょう。そして、その老廃物の排出にも炭酸水が大きな役割を果たします。

わたしたちが摂取した水分は、腸から吸収されて、血液などの「体液」になります。

炭酸水を飲んだ場合には、炭酸水に含まれる炭酸ガスも一緒に血液に取り込まれます。

すると、なにが起きるのかというと、**炭酸ガスによって血管が拡張されるの**です。そして、**血管が拡張されることで血液の流れがスムーズになります。**

血液は、生命活動に欠かせない酸素や栄養素の運搬係であると同時に、老廃物を排出してくれる役割も担っています。そのため、**炭酸水を飲むことで血行が促進され、体内に溜まっている老廃物を一掃できるというデトックス効果も期待できる**というわけです。

PART 2

炭酸水で健康生活

ストレスを感じたら、1杯の炭酸水が効果的

炭酸ガスは副交感神経を優位にさせる

現代社会は、それこそ「ストレス社会」といわれるように、わたしたちは日頃からさまざまなストレスを受けています。**ストレスの原因も、仕事、勉強、健康状態、家族関係、子育て、近所づきあい……といったように、100人いれば100人が異なる**ように、とても複雑化しています。

それこそ、新型コロナウイルスの感染拡大により、ふだんの活動に制限がかかったことで、これまでになかったストレスを感じた人も多いのではないでしょうか。うつ病が増えているのも、そのストレスが大きな原因のひとつです。

こうした**ストレスは精神的なダメージだけでなく、体のなかの免疫力も低下させてしまいます。**

また、食欲がなくなったり、思わぬ病気を引き起こしたりするだけでなく、美容にだって悪影響を与えるでしょう。

わたしが専門とする栄養面からのアプローチでは、ストレスに負けない体づくりのために、良質な動物性たんぱく質、βカロテン、ビタミンB_1、ビタミンB_2、ビタミンC、ビタミンE、カルシウム、マグネシウムなどを含む食品を積極的に摂ることを指導しています。

ただ、栄養面からのアプローチも大事なことですが、ストレスはストレスを感じたときにすぐに対応するのがベストですよね。

そこでわたしは、**ちょっと気持ちが弱っていると感じたとき、仕事中にほっとしたいとき、気持ちを落ち着けたいときには、炭酸水をコップ１杯飲む**ことをよくおすすめします。

炭酸水を飲むことで、シュワシュワした炭酸が口のなかいっぱいに広がり、気分もスッキリすることでしょう。

この気分スッキリの理由は、**炭酸ガスには自律神経のなかの副交感神経を優位にしてリラックスさせてくれる作用がある**からです。

副交感神経というのは、寝ているときやリラックスしているときに働く神経のこと。ですから、副交感神経が優位にあるということは、体が休んでいる状態ともいえるのです。

なにより**炭酸水は、糖分もカフェインもゼロですから、ダイエット中の人でも安心して飲むことができる**ところがいいですね。1日の終わりにほっとしたいとき、摂取カロリーのことを気にせずに飲むことができるのは、うれしいポイントではないでしょうか。

自宅で安く簡単に、炭酸水をつくろう

「重曹＋クエン酸」か「炭酸水マシン」

ダイエットだけでなく、料理などでも炭酸水を使うようになると、買い置きしていた炭酸水がきれることもあると思います。いつも購入しているとペットボトルのゴミが増えるし費用もかさむので、自宅で炭酸水をつくる方法を紹介します。

ひとつは、重曹《じゅうそう》とクエン酸でつくる方法。重曹もクエン酸もスーパーやドラッグストア、インターネットなどで500円くらい（500g）で手に入れることができます。つくり方は、1gずつの重曹とクエン酸をコップに入れ、200㎖の水を注いでかき混ぜるだけ。これで炭酸水のできあがりです。

もうひとつは、「炭酸水マシン」を使ってつくる方法です。マシンに専用のガスシリンダーを装着し、水を入れたボトルに直接ガスを注入すると炭酸水ができあがります。マシンによっては、炭酸の強さを調節できるタイプもあり、マシン価格は1万～3万円程度。1杯（500㎖）あたり、十数円程度で炭酸水をつくることができます。

また、炭酸マシンにはシリンダー式とは別にカートリッジ式もあります。メーカー指定業者によってガスシリンダーを回収してもらわなければならないシリンダー式に対して、こちらのカートリッジは使い捨て。本体もシリンダー式よりコンパクトで、キャンプなど外出先で使いたい人には最適です。ただし、炭酸水をつくるコストはシリンダー式に対してやや割高です。

料理だけでなく、美容や健康などのために大量に炭酸水を使うなら重曹＋クエン酸にしたり、多少コストがかかっても手軽に楽しみたいならカートリッジ式の炭酸水マシンにしたりと、自分が炭酸水を使用する頻度や使うシーンを考えて使い分けてもいいと思います。

炭酸水マシンを使った炭酸水のつくり方

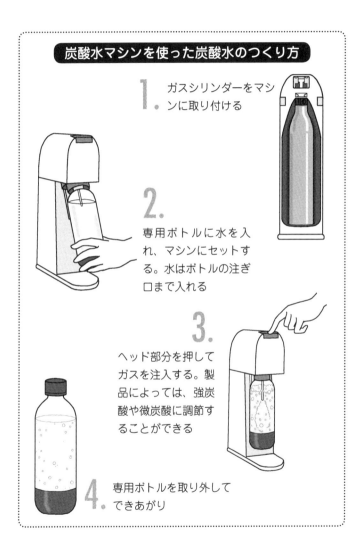

1. ガスシリンダーをマシンに取り付ける

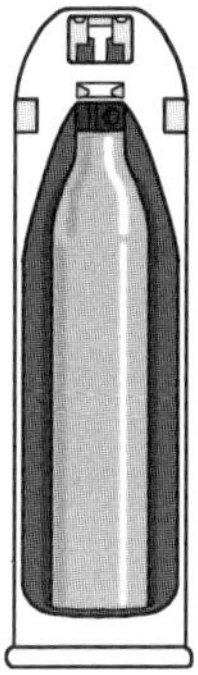

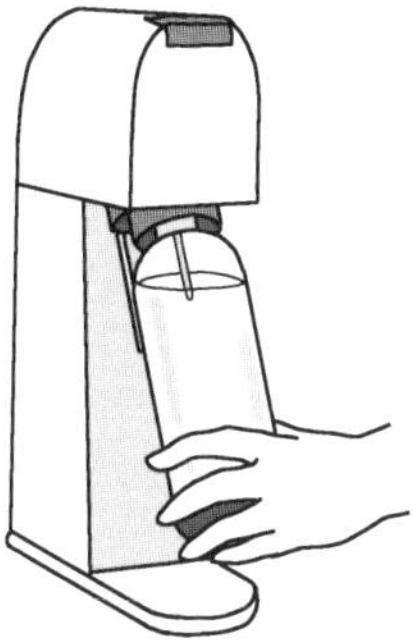

2. 専用ボトルに水を入れ、マシンにセットする。水はボトルの注ぎ口まで入れる

3. ヘッド部分を押してガスを注入する。製品によっては、強炭酸や微炭酸に調節することができる

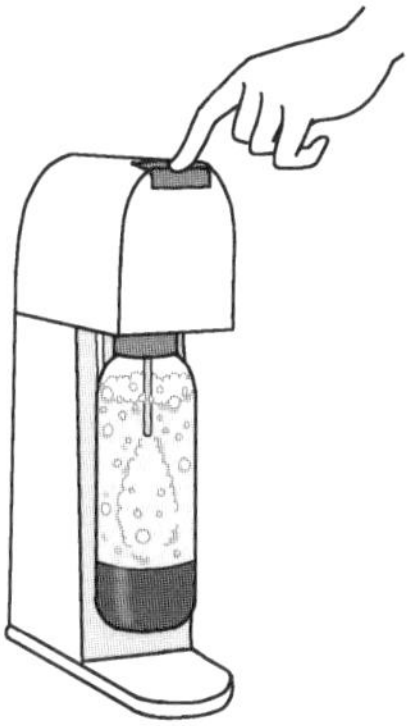

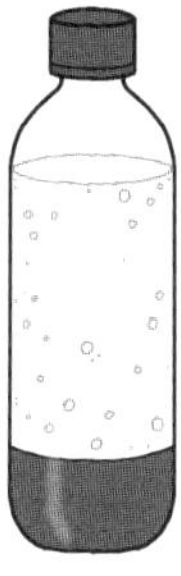

4. 専用ボトルを取り外してできあがり

疲労を回復したいなら、近くにある人工炭酸泉で炭酸浴

炭酸泉にはさまざまな効能がある

ストレス緩和、ダイエット、美容など複数の効果がある炭酸水ですが、まだまだ体にとってうれしい活用法があります。それは、**体全体で炭酸水の恩恵にあずかれる炭酸泉に入る**というものです。

日本にはむかしから、温泉地に長期間滞在し、入浴しながら病気の療養を行う「湯治《とうじ》」という習慣が根付いています。温泉は泉質によってさまざまな効能がありますが、なかでも炭酸ガスが溶け込んだ炭酸泉はケガや病気の治療、疲労回復などの面で医学的な効果が期待できるとされています。

炭酸泉が含む炭酸ガスの濃度はｐｐｍという単位で表され、その数値によって効果に違いが生まれます。

日本の温泉法によると、**お湯1ℓに対して炭酸ガスを250ppm以上含んでいるものが炭酸泉。**さらに、**お湯1ℓに対して炭酸ガスが1000ppm以上含んでいるものが高濃度炭酸泉**（療養泉）とされ、効果が高いといわれています。

「ラムネの湯」とも呼ばれて親しまれている炭酸泉ですが、実は火山活動が活発な日本では希少な泉質です。というのは、お湯の温度が高いとすぐに気が抜けてしまうため、どうしても炭酸ガスの濃度を高水準に維持するのが難しいからです。日本には温泉地が3000近くあるそうですが、炭酸泉は数えるほどしかないといいます。

一方、海外では、お湯の温度が低いヨーロッパを中心に高濃度の炭酸泉が多く湧き出しています。それらは血圧を下げる「心臓の湯」と称され、古くから伝統的医療として親しまれてきました。特に、ドイツのバーデンバーデンなどは有名な温泉地で、治療を目的に世界中の人々が訪れています。

人工炭酸泉はアスリートにとっても欠かせない

炭酸泉は体にいいとお伝えしておきながら、日本には少ないとか、海外に行くとあるとか少し残念な話が続きましたが、安心してください。**炭酸泉は身近にあります。それが、人工炭酸泉**です。

技術の進歩により、人工の炭酸泉をつくる装置を使って高濃度の炭酸ガスを温水に溶け込ませることが可能になったことで、遠方にわざわざ足を運ばなくても炭酸泉の効能を得られるようになりました。

どこに行けばあるかというと、スーパー銭湯や健康ランドなどです。一般利用はできませんが、医療施設や介護福祉施設などにも併設されていることがあります。

人工炭酸泉の効能はいくつもありますが、なかでも有名なのは**循環器系の病気に対する効果**でしょうか。**高血圧症や心臓病の改善が見込まれることから、治療やリハビリ目的で訪れる利用者が絶えることはありません。**また最近では、**糖尿病の合併症である糖尿病性神経障害の予防や、足の動脈硬化が原因の閉塞《へいそく》性《せい》動脈硬化症の改善**でも注目を集めています。

こうした特定の病気の予防やリハビリだけでなく、人工炭酸泉には健康促進の効果があります。炭酸ガスが自律神経のバランスを調整し、血行をうながすことで免疫力が高まります。**また、血行不良によって起きる冷え性や肩こり、腰痛、関節痛、リウマチなどの痛みを和らげる効果があります。**

さまざまな効能がある人工炭酸泉ですが、とりわけ、みなさんにとってうれしいのは疲労を回復してくれることでしょう。そこでぜひ利用してほしいのが、スーパー銭湯や健康ランドなどにある人工炭酸泉です。

人工炭酸泉はスポーツ医学の分野でも高く評価されていて、国立スポーツ科学センターやプロスポーツクラブなどで人工炭酸泉の装置が導入されています。いまや炭酸泉は、トップアスリートの体のケアに欠かせない設備になっているのです。

なぜ欠かせない設備なのか？　それは、**炭酸泉に入ると血行がよくなるため、激しい運動で蓄積された乳酸《にゅうさん》やアンモニアなどの疲労物質をすみやかに取り除いてくれる**からです。逆に血液の流れが悪いままだと、いつまでも疲労物質がとどまることになります。つまり、なにもしなければ、いつまでも疲れが抜けず回復するまでに時間がかかるということを意味します。

極限まで追い込んでいるトップアスリートの体が回復するのですから、一般のわたしたちの疲れなどは、一気に解消してくれるはずです。

ぬるめの温度で炭酸浴をすれば、免疫力がアップする！

免疫力低下は精神的ストレスにも影響する

炭酸水を使うことで、みなさんにとってうれしい効能がもうひとつあります。それは、免疫力がアップすること。

これまでわたしは、長年にわたり管理栄養士として多くのトップアスリートの栄養サポートをしてきました。トップアスリートだから、きっと一般の人よりも体が丈夫で、体力もあるに違いないと思いますよね？

たしかに体は丈夫ですが、トップアスリートだって体の状態がベストでないと最高のパフォーマンスは出せないし、試合に勝つこともできません。

しかし、**試合に向けて激しい運動で追い込んだアスリートの体は、運動後に免疫力が一時的に低下**します。免疫力が低下すると、風邪をひいたり感染症にかかったりするリスクが高まることは説明するまでもないでしょう。

そのままにしておくと、試合当日を体調不良で迎え、試合どころではなくなります。

これはアスリートだけでなく、みなさんも同様に注意が必要なことです。仕事が休みの日や、仕事終わりの時間に、気分転換のつもりでスポーツを楽しむことがあると思いますが、頑張り過ぎるとそのあとは免疫力が低下してしまう可能性があります。

「なんだかちょっと最近、風邪をひきやすくなったな……」と感じたら、それは免疫力が低下していて、体の抵抗力が弱っているサインだととらえることができます。

また、**免疫力の低下は、肉体的なストレスだけでなく精神的ストレスにも影響する**ことがあります。

みなさんも、日常生活のなかで精神的ストレスを抱えてしまうことがあると思いますが、その際は免疫力低下も疑ってみましょう。

週2回の炭酸浴習慣がNH細胞を活性化させる

「免疫力が低下しているかもしれない」。そう感じたらどうすればいいのでしょうか？　そこでみなさんが思い浮かべるのは、栄養が十分に摂れる食事と、睡眠時間たっぷりの休養だと思います。

もちろん、その判断は間違っていません。ここにもうひとつ付け加えてほしいのが、人工炭酸泉に入ることです。

人の血液のなかには免疫細胞が流れていて、ウイルスや細菌など外から入ってきた〝侵入者〟と戦うようにできています。

この**免疫細胞の一種で特に重要な役割を担っているのが、「ナチュラルキラー細胞（NK細胞）」**と呼ばれるものです。NK細胞はウイルスや細菌をいち早く見つけ、強い殺傷力で撃退してくれます。つまり、免疫細胞のなかのスナイパーというわけです。

このＮＫ細胞ですが、入浴して体温が上がると体が異常事態ととらえ、増えることが研究によりわかっています。

ふつうの入浴によって体温を上げるためには、30分くらいはお湯に浸かっていなければいけません。

しかし、30分もお湯に浸かるのは、人によってはなかなか大変なことですよね？　そんなときこそ炭酸浴です。お湯の温度が39〜40℃くらいと少しぬるめのお湯でも、炭酸浴なら5〜10分で体温を上げることができます。

この**ぬるめのお湯に15〜20分入れば、体の負担も少なくＮＫ細胞が活性化**します。

●本書へのご意見・ご感想をお聞かせください。

ご協力ありがとうございました

郵便はがき

105-0003

切手を
お貼りください

（受取人）
東京都港区西新橋2-23-1
3東洋海事ビル
(株)アスコム

炭酸水最強の活用法

読者　係

本書をお買いあげ頂き、誠にありがとうございました。お手数ですが、今後の出版の参考のため各項目にご記入のうえ、弊社までご返送ください。

お名前	男・女	才
ご住所　〒		
Tel	E-mail	
この本の満足度は何％ですか?		％
今後、著者や新刊に関する情報、新企画へのアンケート、セミナーのご案内などを郵送またはeメールにて送付させていただいてもよろしいでしょうか?　□はい　□いいえ		

返送いただいた方の中から**抽選で5名**の方に
図書カード5000円分をプレゼントさせていただきます。

当選の発表はプレゼント商品の発送をもって代えさせていただきます。
※ご記入いただいた個人情報はプレゼントの発送以外に利用することはありません。
※本書へのご意見・ご感想およびその要旨に関しては、本書の広告などに文面を掲載させていただく場合がございます。

ただし、疲労回復のためだけなら毎日の炭酸浴でも問題ないのですが、**NK細胞を活性化させるためには毎日の炭酸浴は逆効果**になります。なぜなら、毎日の炭酸浴で体温が上がることに体が慣れてしまうと、NK細胞が活性化しなくなってしまうからです。

NK細胞を活性化させる目的なら、週2回程度の炭酸浴がいいでしょう。週2回、適度の熱刺激を体に与えることによって、次の刺激に備えて体が防御しようと働き、それによって免疫機能が高まる仕組みです。人の体というのは、実にうまく機能していますよね。

このNK細胞も、年齢を重ねるたびに活性が落ちてくることがわかっています。ピークといわれる15~20歳に比べ、60代になるとピーク時の半分まで落ち込んでしまうそうです。

いまのうちから炭酸浴でNK細胞を活性化させ、病気に打ち勝つ強い体をつくっていきましょう。

炭酸入浴剤と炭酸水を
お風呂に入れれば、
自宅で炭酸泉を再現できる

ひと工夫すればお風呂の質が変わる

健康効果が高い炭酸泉ですが、スーパー銭湯や健康ランドなどの入浴施設だけでなく、できれば自宅のお風呂でも入りたいと思いませんか？

人工炭酸泉装置を自宅に設置すると、炭酸泉の基準である250ppmの炭酸泉をつくれますが、安くても1台十数万円以上する高額商品です。

しかし、250ppmとはいかないまでも、自宅で炭酸浴を楽しむことは可能です。たとえば、**市販されている炭酸入浴剤を使うと、1個で100～150ppmの炭酸濃度の入浴を楽しむことができます。**

その**炭酸濃度は、ひと工夫することでさらに高められます。それは、炭酸水をお湯に入れる**方法です。

お湯に入れるときのポイントは、炭酸水のペットボトルのキャップをしたまま40℃くらいの湯せんで温めること。

炭酸水のペットボトルというのは、圧力をかけて炭酸ガスを水に溶け込ませるので比較的丈夫な形状をしています。40℃くらいなら十分に耐えられるでしょう。

理想はお風呂のお湯をすべて炭酸水にすることですが、そんなことはなかなか現実的ではないので、炭酸水をプラスしたお湯に入浴剤を入れるようにしてください。

いろいろとうれしい効果がある炭酸浴ですが、保温効果が低いというデメリットがあります。ですからそこで、入浴剤が効果を発揮してくれます。**血行がよくなることで、お風呂から出ると体温が下がりやすくなるので、それを補ってくれるのが保温効果の高い入浴剤**なのです。

自宅で炭酸浴を楽しむ方法

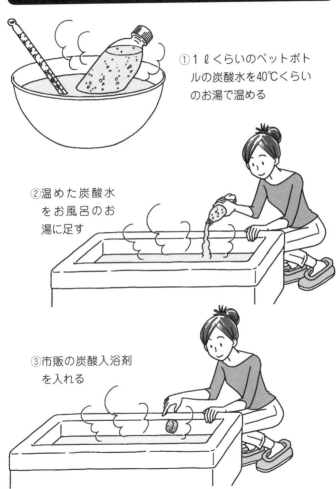

①1ℓくらいのペットボトルの炭酸水を40℃くらいのお湯で温める

②温めた炭酸水をお風呂のお湯に足す

③市販の炭酸入浴剤を入れる

炭酸浴の効果を上げる3つのコツ

炭酸浴のいい湯加減は39～40℃

自宅で炭酸浴の効果を得るには、いくつかのコツがあります。そのコツを意識するだけで、十分に炭酸効果を得ることができます。

ひとつ目は、「炭酸ガス入り入浴剤を入れるタイミング」。

炭酸の作用が続くのはおよそ2時間なので、**できるだけ入浴剤を直前に入れて、2時間以内に入浴を終える**ようにしましょう。家族で時間をおいてお風呂を利用するときは、注意したいポイントだと思います。

ふたつ目は、「お風呂への入り方」。

炭酸浴に入るときは、**できるだけ静かに入る**ようにしましょう。誰にでも、キャップを開けたら、コーラやサイダーが勢いよく噴き出たという経験があるはずです。つまり、振動に弱い特徴が炭酸にはあるということ。炭酸が溶け込んだお風呂でバシャバシャすると、炭酸が気化しやすくなります。

よって、炭酸温水には静かにゆっくり浸かることが欠かせません。ただし、**気泡が消えても炭酸効果は変わらない**ので、のんびりお湯に浸かってください。

それと同様の理屈ですが、**炭酸浴のときは、追いだき機能やジャグジー機能は使わないこと**をおすすめします。お湯の対流が起こってボコボコしてくると、炭酸が抜けてしまい濃度が低くなります。

3つ目は、「お湯の温度」。

炭酸浴を楽しむための基本は、**39~40℃のぬるめのお湯に長湯する**ことです。炭酸が溶け込んだ水は、水道の水よりも温かく感じるのですが、そこには約2℃の違いがあるとされています。

そのメカニズムは、皮膚の下には、圧力を感じる「圧覚」、温かさを感じる「温覚」、冷たさを感じる「冷覚」、モノをさわったときに感じる「触覚」、痛みを感じる「痛覚」という神経があるのですが、炭酸が刺激するのは温覚だからです。

つまり、**41℃くらいがお風呂の適温といわれますが、炭酸浴の場合はそれより少し低い39〜40℃の湯温がちょうどいい湯加減**ということになるでしょう。

ただし、感覚的には41℃でも実際の温度は39〜40℃なので、体温を上げるには少し長めに入る必要があります。

長く入ることで、体の表面だけでなく芯まで温まります。体の芯まで温まるほうが血流はよくなるし、炭酸水の健康効果を得られることにもつながります。

また、湯冷めしにくいというメリットもあります。

39〜40℃なら心臓への負担も少ないので、長風呂が苦手な人も炭酸浴を楽しむことができるでしょう。

半身浴で体に負担をかけずに長くお湯に浸かる

ぬるめのお湯に長く入るためにおすすめなのが、「半身浴」です。

日本のお風呂は深めの浴槽なので、実はお風呂に浸かると約５００kgの水圧が体にかかるとされています。それだけの水圧を思えば、心臓にも負担がかかっているということです。

でも、半身浴ならみぞおちから下がお湯に浸かることになるので、体への負担がそれほどかからず、しかも、足にかかる水圧で足から心臓への血液循環をよくしてくれます。

お湯に浸かっている目安の時間は20～30分と考えてください。体全体が温まってきたことを実感し、じんわりと汗ばんできたらお湯から上がるようにしましょう。

炭酸浴の効果を上げるコツ

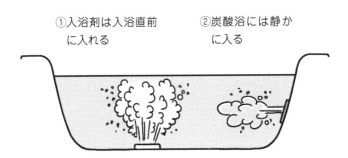

①入浴剤は入浴直前に入れる

②炭酸浴には静かに入る

③39～40℃のぬるめのお湯に長く浸かる

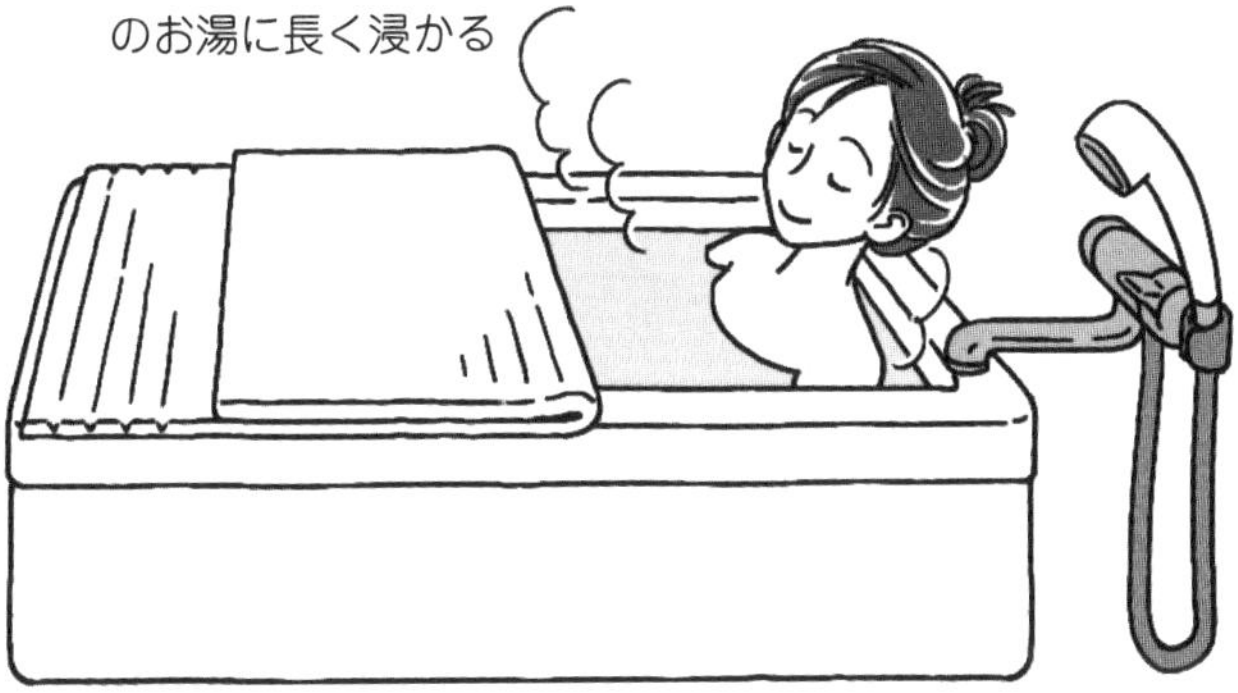

入浴後に1杯の炭酸水を飲むと、体が寝る準備を整える

安眠のために風呂上がりのビールを我慢

お風呂で1日の疲れを癒やしたあとは、睡眠の時間です。

特に**炭酸浴で心身ともにリラックスした状態なら、すぐにぐっすりとした眠りにつくことができる**でしょう。

ここで、ダメ押しの炭酸水の利用方法を紹介します。

お風呂に入ると汗をかくので、体から水分が少なくなります。そのため、風呂上がりにのどが渇いて、ミネラルウォーターや水道水を飲む人は多いのではないでしょうか？

でも、そこでの1杯を炭酸水にしましょう。

炭酸水を飲むと、炭酸ガスの効果で胃の血液循環がよくなり、水分の吸収率が上がります。さらに、**炭酸水特有の爽快感から副交感神経が優位になって、体を休めるモードに切り替わります。**

つまり、**1杯の炭酸水を飲むことで、いつでも寝る準備が整えられ、安眠を手に入れることができる**のです。少しでも味覚を刺激したい人は、炭酸水をスポーツドリンクで割るとほんのり甘いヘルシードリンクになるのでおすすめです。

また、風呂上がりにビールを飲むのは最高に美味しいという気持ちはわかりますが、そこはグッとこらえて炭酸水にしましょう。その1杯を我慢することが、ダイエットにもつながります。

PART 3

炭酸水で美的生活

炭酸水は〝魔法の水〟。若さを取り戻したいという願いを叶えてくれる

アンチエイジングの前提は「健康」

「10代、20代の頃のようなみずみずしい体に戻りたいな」

女性なら一度はそんな思いを抱いたことがありますよね。シミやくすみのないピチピチの肌、コシと弾力に溢れたツヤツヤの髪、シュッと引き締まっていた二の腕やおなかまわり……。

ある年齢を過ぎると、これらを取り戻すため、あるいは維持するために、少なくない時間やお金をかけることになります。

もっともこれは、いまや女性に限った話ではありません。テレビをつけると必ずといっていいほど目にする健康食品、フィットネスクラブ、メンズエステなどのＣＭが物語るように、アンチエイジング（老化への抵抗）は性別や年齢を超えた人類共通の願いといえるでしょう。

炭酸水が〝魔法の水〟と呼ばれるのは、若い体を取り戻したいというわたしたちの願いを叶えてくれるからにほかなりません。

そもそもアンチエイジングといわれると、エステやスキンケアなどの美容法をイメージすることが多いでしょうか。

でも、その前提となるのはあくまで「健康」です。いくら大枚をはたいてエステに通っても、高級なスキンケア用品を使っても、疲労や病気を抱えた体では十分な効果は得られませんよね。

炭酸水は酸性に傾いた体をアルカリ性に中和

「健康な体か否か――」。それを測るうえでのひとつの指標が、pH値をもとにした「酸性・中性・アルカリ性」の体質検査です。**健康な体は弱アルカリ性（pH8・0超〜11・0以下）に保たれている**ことが広く知られています。

ところが、バランスの悪い食生活、睡眠不足、生活リズムの乱れなどによって疲労物質である乳酸が体内に溜まると、体が酸性（pH6・0未満）に傾いてしまうのです。こうなると、体に本来備わっている自然治癒力が弱まり、慢性的な疲労を抱えるようになります。

それだけではなく、同時に免疫力も低下するため、病気にかかりやすくなり、次第にみずみずしさが失われていきます。そうして、老化の速度が速まっていくというわけです。

「溜まった疲れがなかなか取れない……」「ちょっと無理をすると体調を崩してしまう……」。みなさんはいま、そんな悩みを抱えていませんか?
そんな多忙な現代人の悩みを、炭酸水が解決してくれます。

そうはいっても、なにも難しいことをする必要はありません。日頃から炭酸水を飲むようにする。それだけで十分です。

弱酸性(pH3・0以上〜6・0未満)の炭酸水は、体内に取り込まれると弱アルカリ性に変化します。つまり、飲むだけで酸性に傾いた体をアルカリ性に中和して、元気な状態に戻してくれる優れモノなのです。

体内に入った炭酸水は疲労物質の乳酸を取り除き、病気や老化の原因とされている活性酸素の働きも防いでくれます。溜まった疲労を解消して、病気にかかりにくい元気な体になること——。

それが、アンチエイジングの第一歩なのです。

また、**炭酸水を口に含むことは、マウスケアにも役立ちます。**

市販のマウスウォッシュを使った際、炭酸の刺激を感じたことがあるのではないでしょうか。炭酸には口内のにおいを消し、清潔に保つ効果もあるのです。**歯磨きのあとに炭酸水で口をすすげば、歯周病《ししゅうびょう》の原因になる細菌の繁殖や炎症を抑えることができます。**

歯周病はさまざまな病気を引き起こすことでも知られていますし、進行して歯を失うことになれば、顔の表情や話し方にも問題が生じてきます。

そもそも、歯が衰えれば食事が不自由になるので、アンチエイジングの肝である健康を害することにつながりかねません。

炭酸水を使ったマウスケアも重要なアンチエイジングなので、ぜひ習慣にしてください。

炭酸水で新陳代謝を促進。
美肌効果を
もたらしてくれる！

細胞は酸素を与えられると活性化する

アンチエイジングにおいて、炭酸水は疲労回復や健康の助けとなるだけではなく、ダイレクトな美容効果ももたらします。その代表格が、**ターンオーバー（新陳代謝）の促進による美肌効果**です。

美肌のポイントといえば、ハリやキメの細かさ、あるいは美白（シミやくすみがないこと）でしょうか。

10代の頃まではすべての人に備わっていたこれらの美肌要素が、「お肌の曲がり角」といわれる年齢を境に失われていきます。人体のメカニズムが解明されたいま、原因はターンオーバーにあることがあきらかになりました。

仕組みを簡単に説明しましょう。人間の体を形成する細胞は、生まれては死に、絶えず入れ替わっていると聞いたことがあると思います。新しい細胞は約2週間かけて肌の表面に押し上げられると、角質細胞となってうるおいを保ち、外部の刺激から肌を守ります。その後2週間ほどで垢となって剥がれ落ち、新たに押し上げられた肌細胞と入れ替わります。これが、ターンオーバーです。

また、肌細胞がつくられるさらに下の層では、コラーゲンやエラスチンという物質がつくられています。いずれも、肌にハリや弾力をもたらすたんぱく質としてお馴染みですよね。**美肌とは、ターンオーバーが活発に行われ、コラーゲンやエラスチンが十分に生み出されている状態**なのです。

ところが、加齢によって肌のターンオーバーのスピードが落ちると、それまで自然に剥がれ落ちていた古い角質が、肌の表面に長くとどまるようになります。同時にコラーゲンやエラスチンもつくられにくくなるため、肌がごわついたりたるんだりするのです。また、このとき肌の下にメラニン色素が生まれていると、排出されずにシミとなって残ってしまいます。

では、再びターンオーバーのスピードを上げ、肌に有効なたんぱく質がつくられるようにするためにはなにが必要でしょうか？

答えは、「酸素」です。人間が行動する際に必ず酸素が必要なように、細胞も酸素を与えられることで活性化します。

そして、細胞に酸素を届けるのは血液ですが、ここで炭酸水が効果を発揮するのです。**炭酸水を飲んだり肌につけたりすると、血行が促進**されます。**血液の流れが活発になることで、細胞に十分な酸素を取り込むことができるようになり、ひいては、ターンオーバーやたんぱく質の生成が活性化**します。

また、炭酸水を飲むと、炭酸の作用によって胃が刺激を受け、腸内運動が活発になります。腸内運動は便やガスの排出をうながすので、便秘が解消されるとともに、吹き出物などの肌トラブルも解決できるというわけです。

炭酸水で洗顔すれば、肌にハリが戻りシミやくすみが解消する

皮脂汚れを溶かす作用を持つ二酸化炭素

最近では市販の入浴剤にも炭酸が使われています。使ったことがある人は、炭酸ガスでシュワシュワのお風呂に入ったあと、肌がツルツル、スベスベになったような気がしたことでしょう。

これは、**シュワシュワのもとである二酸化炭素に皮脂汚れを溶かす作用があるため**です。炭酸には毛穴を開きやすくする効果もあるので、毛穴に詰まった角質や汚れも落としやすくなっています。また、炭酸自体が非常に小さい分子であり、毛穴の奥まで入り込んで汚れを吸いつける働きを持っています。

これらの効果を踏まえ**おすすめしたいのが、炭酸水での洗顔**です。炭酸水は肌に優しい弱酸性ですから、安心して使用できます。

汚れ落としにも大きな効果を発揮しますが、**洗顔に炭酸水を使う最大のメリットは、やはり血行促進**です。

炭酸は肌に触れただけでも毛細血管を開く効果を持っているため、血液の流れをよくし、ターンオーバーをうながします。その結果、**肌のハリや弾力の復活、シミやくすみの解消が期待できる**のです。また、**抗菌作用もあるためニキビ予防にも最適**です。

具体的な洗顔方法としては、次のふたつを試してみてください。

朝の洗顔はもちろん、夜のメイク落としのあとに仕上げとして行うのも効果的です。特に、メイク落としが不十分で肌トラブルを招いてしまっている人には推奨したいところです。

ひとつ目は、**シンプルに炭酸水でそのまま顔を洗う**方法。

通常の洗顔のあと、洗面器に炭酸水を入れて顔を浸してください。ガスが抜けないようにそっと数秒間浸す、これを数回繰り返せば十分です。シミやくすみなど気になる部分がある人は、炭酸水をコットンにたっぷり浸して重点的にパックしてもＯＫ。炭酸を肌に染み込ませるイメージでやりましょう。

ふたつ目は、**洗顔料を炭酸水で泡立てて洗う**方法。

いつも使っている洗顔料に、水の代わりに炭酸水を加えてよく泡立てます。顔全体に泡をつけたら、そのまま数分置いてからすすぎます。ポイントは、このあいだに手で泡や肌をこすらないこと。汚れは泡に含まれる炭酸が落としてくれるので、できるだけ触れずそのままにしてください。

冬場など炭酸水が冷たく感じるときには、ペットボトルなどに入れて湯せんしたものを使ってもいいでしょう。紹介したいずれの方法でも、十分なクレンジング効果と血行促進効果を得ることができます。

炭酸水を使えば、「炭酸ヘッドスパ」が自宅で手軽にできる

炭酸水シャンプーの優れたクレンジング効果

炭酸水を使えば、自宅で手軽にプロ顔負けの美容法を行うこともできます。入浴時にペットボトルなどの容器に入れた炭酸水を用意します。これを使って頭皮と髪の毛を洗うことで、皮脂などの汚れを洗い流し、頭皮の血行をうながすことができます。

いわば、美容室でよく目にする「炭酸ヘッドスパ」の自宅版です。

炭酸水には優れたクレンジングと血行促進の効果があり、これによって**毛穴に詰まった脂や汚れが取り除かれ血行がよくなると、頭皮にある髪の毛をつくる細胞が元気になります。**細胞の働きにより毛根にまで栄養が行き渡ることで、健康で豊かな髪が生えてきます。

みなさんが日常で使っているシャンプーは、汚れを落としやくするために酸性やアルカリ性に傾いているものが少なくありません。また、パーマやカラーリングをすると、髪はアルカリ性に傾きます。ところが、**炭酸水は髪と同じ弱酸性なので、髪につけることでpHを弱酸性に戻すことができる**のです。

美髪効果も見逃せません。炭酸水には、たんぱく質を変形させて引き締めるアストリンゼンという効果があります。髪の毛はたんぱく質でできているため、この効果によって表面のキューティクルが整いつやかな髪になることが期待できます。

炭酸水を使ったシャンプーの方法として、ふたとおり紹介しましょう。

ひとつ目は、炭酸水だけを用いる方法。

まず**シャンプー前に炭酸水で下洗い**をします。あらかじめボトルに入れた炭酸水を一度にかけ過ぎないように、手に取りながら髪と頭皮にゆっくりなじませましょう。頭頂部からはじめて、首の後ろやえりあしにも行き渡らせたら、両手で髪を抑えて頭皮に炭酸水を揉み込んでいきます。よくすすいだら、いつものようにシャンプーやリンスを行ってください。髪を洗ったあと、仕上げとして同じように炭酸水を使ってすすぐと、よりしっかり汚れを落とせます。

ふたつ目は、炭酸シャンプーをつくる方法。**ペットボトルなどに炭酸水を50㎖ほど入れ、シャンプーを適量加えたらフタをして振ります。**泡立ったらふつうのシャンプーのように使用するだけ。頭皮に泡のシュワシュワという刺激が感じられて、とても気持ちいいと思います。ただし、炭酸シャンプーはふつうのシャンプーよりクレンジング効果が高いので、髪を洗ったあとには保湿効果のあるトリートメントの使用をおすすめします。また、乾燥肌の人などは、脂を落とし過ぎてしまうことがあるので、頭皮に合わないと感じたら控えるようにしてください。

手と足を炭酸水に浸すと、効率よく体全体の血行が促進される

さまざまな体調不良に血行不良が関係している

美容や健康について語るとき、いまや無視してとおれないテーマが血行です。肌荒れや冷え性の原因として挙げられるほかにも、頭痛、肩こり、腰痛、足のしびれから不妊、肥満にいたるまで、さまざまな問題に血行不良が関係しているといわれています。

ここであらためて、なぜ炭酸水が血行をうながすのかを説明しましょう。血の流れをうながすといっても、ここで**大事になるのは動脈や静脈への作用ではなく、ターンオーバーに必要な物質を細胞に直接与える毛細血管への働きかけ**です。炭酸水に含まれる二酸化炭素の分子は非常に小さいため、肌の表面から皮膚や血管に直接浸透して吸収されます。すると、二酸化炭素の働きによって毛細血管が血管を広げる物質を分泌し、これにより血行が促進され、酸素や栄養が体中を巡るようになるというわけです。

また、**炭酸がターンオーバーをうながすと体温が高まるので、それによってさらに血行が促進される**という相乗効果も得られます。そこで、体全体の血行を効率よく高めるうえでは、**体の末端である手と足を炭酸水に浸すやり方がいい**でしょう。

手を浸す場合は、洗面器に炭酸水を張り、ガスが抜けないようにゆっくりと手首まで浸してください。10〜15分ほどじっくり待つうちに、手先から順に毛細血管が広がり、腕から肩、やがて全身へと血行が促進されていきます。

足を浸す場合は、大きめのバケツやたらいに炭酸水を入れ、ゆっくりと足首まで浸します。足から下半身を経て全身まで血流が行き渡るには時間がかかるため、20〜30分ほど待ちましょう。

PART 4

炭酸水で食生活が楽しくなる

炭酸水でお米を「とぐ・炊く」と、炭酸ガスでお米が立つ

古米での効果はてきめん！

お米を「とぐ・炊く」ときには、水を使用するのが一般的ですが、**水の代わりに炭酸水を使うだけで炊き上がりがまるで違ってきます。**

とぐときの注意点は、炭酸の泡がシュワシュワと激しくたたないように静かに炭酸水を注ぐこと。一気に炭酸水を注ぐと、炭酸が抜けやすくなり効果が減少してしまうので注意しましょう。

炊くときは、普段の水と同じ量の炭酸水を使用します。そして、炊き上がりを見れば水との違いは一目瞭然！

「あれ？　いつもよりご飯の量が増えてない？」と感じるほどに、お米がふっくらと炊き上がります。見た目のツヤも出て、食感がもっちりしていて美味しく感じることでしょう。

古米を使用するときなどは、その効果をより感じることができるはずです。あのパサパサした嫌な感じが減り、古米であることを忘れさせてくれます。新米で美味しく食べられる期間はある程度決まっているので、お米が少し古くなったときこそ、このテクニックは活きます。

本来ならば、高くて美味しいお米を毎日食べたいところですが、家計を考えるとなかなかそうはいきませんよね。ですからわたしも、ごく一般的な価格のお米をスーパーで購入して、炭酸水のパワーを借りながら美味しくお米を食べるようにしています。

でも、どうして炭酸水でお米を炊くとこのような現象が起きるのでしょうか?

その答えは、**炭酸水に入っている炭酸ガスが気体化するため、お米が立ったようになる**からです。

そして、**炭酸水でも炭酸水素ナトリウム（重曹）が多めのものを使用すると、炭酸水素ナトリウムが備えている膨張効果によってふっくら感が増します。**重曹は、「ふくらし粉」として使われる成分ですから、この成分を利用しない手はありません。炭酸水素ナトリウムは、お米に含まれるでんぷんやたんぱく質と結合して変化することも科学的に認められています。これもまた、お米がふっくら美味しくなる理由のひとつでしょう。

これらの理由から、白米を炊くとき、または炊き込みご飯をつくるときに炭酸水をぜひ活用してください。

アジアンテイストなご飯をつくるときには、コーラなどの炭酸飲料を試してみましょう。甘みのあるご飯になって、ひと味違う料理になります。

炭酸水を使うと、魚のにおいとぬめりが解消される

炭酸水素ナトリウムが魚臭さを消す

家庭でも美味しい魚介料理を楽しみたいところですが、調理をするとき、気になる点もあります。それは、**「におい」と「ぬめり」**です。手ににおいもつきますし、「あの独特なぬめりが苦手」という気持ちもわかります。

わたしは管理栄養士という仕事柄、料理をする機会が多いのですが、「このにおいとぬめりがなかったら、もっと調理しやすいのになあ」と思うことはしょっちゅうあります。

これまで、魚のにおいやぬめりを取るためによく使われていた手法は、海水くらいの濃度の塩水（2～3％）で洗ったり、たわしでこすったりというものでした。その方法でも、たしかににおいやぬめりは落ちるのですが、ちょっと手間だったことも事実です。

そこで炭酸水の出番。調理する魚介類をボウルに入れて、ちょうど具材が浸かるくらいまで炭酸水を入れてください。その状態から軽くかき混ぜるだけで、においやぬめりがきれいに取れます。

炭酸水素ナトリウムが含まれている炭酸水は、酸性のにおいに対する脱臭効果があり、魚臭さを消すことができます。そして、**炭酸水のシュワシュワとした泡がぬめりを取り除いてくれる**のです。

最後に、軽く水洗いすれば終了です。

においやぬめりがなくなれば、魚介類を使った調理が楽しくなることは間違いありません。また、炭酸水を使って洗うことで、魚介類を使った料理の仕上がりにも変化が表れます。**柔らかさも出て、具材がプリプリになる**のでぜひ試してほしいと思います。

時間がかかるかたまり肉の
煮込みも、
炭酸水で時短可能！

炭酸ガスがたんぱく質を変性させ肉を柔らかく

カレーやシチューで大きなかたまり肉などを煮込む、または、根菜類（れんこん、ごぼう、大根など）を煮るときは、具材を柔らかくするためにかなりの時間を要します。

カレー用でよく売っているかたまり肉は、脂肪分の少ないモモや肩肉が一般的ですが、これを柔らかくしようとすると、1時間半くらいは煮込まなければなりません。忙しい毎日を思うと、時間に余裕がなければ現実的ではありませんよね。

柔らかくするためには、煮込む前にパイナップルジュースに浸けておく、牛乳に2時間ほど浸けておくなど、いろいろなやり方があるのですが、やはり炭酸水のパワーには勝てません。

最初に炭酸水に10分くらい浸けると、炭酸ガスがたんぱく質を変性させる効果を発揮し、肉が短時間で柔らかくなります。

そして、**ある程度柔らかくなったかたまり肉を、ほかの具材と一緒に鍋に入れて炭酸水で煮込めば、より短時間で柔らかくなります。**

それこそ2時間かかる料理が、30分くらいでできるとイメージしてもらっていいでしょう。料理の時間短縮だけでなく、**電気代やガス代の節約にもなる**のでうれしいことずくめです。

根菜類に関しては、肉のように浸け置きせずに煮はじめて問題ありません。炭酸の力で時間をかけずに柔らかく煮ることができるので、時間がなくても美味しい和食の煮物をつくれます。

炭酸水での蒸し料理は、ふっくら、もっちり感が出る

蒸し器の下の鍋に炭酸水を入れるだけでOK

シリコンスチーマーが流行ったこともあり、自宅でも蒸し料理が手軽にできるようになりました。その影響からか、最近では蒸籠《せいろ》を購入して少しこだわった蒸し料理をつくる人も増えたそうです。

たしかに、蒸籠で蒸した料理は独特の香りがあって、美味しいだけでなく心を落ち着かせるものがありますよね。

野菜や肉など、素材の美味しさを堪能することができますから、わたしの家でも蒸し料理は定番メニューのひとつです。

蒸し料理は本当にシンプルな料理ですし、サッパリしていて胃もたれもしないので、弱った胃腸に優しいところも魅力です。

そんな蒸し料理も、炭酸水を手軽に使って時間を短縮しつつ、ふっくら感を出すことができます。炭酸水の使い方はいたって簡単。**蒸し器の下の鍋に、水でなく炭酸水を入れるだけ**でOK。

冷えた炭酸水を入れて、蒸し器のフタをして調理してください。炭酸水の温度が上がるにつれて炭酸ガスが抜けていきますから、具材に対して十分に炭酸ガスを行き渡らせるためには、冷えた状態から入れておくことがポイントです。

フライパンを使って蒸し焼きをする料理にも、炭酸水は有効活用できます。餃子、焼きそば、焼きうどんなどをつくるとき、蒸し焼きするタイミングで炭酸水を入れてください。

いつもより柔らかくなって、もっちり感が出るはずです。

プロ顔負けのふわふわ卵料理が、誰にでも再現できる

卵料理のポイントはふわふわ感にあり

卵焼き、オムレツ、スクランブルエッグといった**卵料理のポイントは、とにもかくにもふわふわにすること**に尽きます。

卵焼きは和食屋さんで、オムレツは洋食屋さんでお決まりのメニューですが、定番だからこそ料理人が気を抜けないメニューだといいます。

見た目が美しいのは当然として、食感もふわふわにしなければお客様も納得してくれません。レシピ自体は簡単でも、実際には難しい料理だとわたしも感じます。

卵を2個使ってオムレツをつくる場合であれば、ボウルに卵2個、牛乳大さじ1、塩とこしょうをひとつまみずつ入れます。**最後に炭酸水を大さじ2杯程度入れて、全体を混ぜ合わせましょう。油を入れたフライパンを熱したら、炭酸水が入った卵液をフライパンに一気に流し込みます。**

ここでのポイントは、炭酸の泡が消えないようにするため、フライパンに材料を流し込む直前に炭酸水を混ぜ合わせること。

卵のなかで炭酸が気体化して、そこに空気の層ができることで、ふわふわの食感に仕上がるというシンプルな原理ですが、こんなにお手軽なテクニックでプロ顔負けのオムレツを再現できます。

卵焼きやスクランブルエッグの場合であっても、難しい調理工程は一切ありません。フライパンに材料を流し込む直前、材料自体に適量の炭酸水を入れるだけです。

二酸化炭素が気泡をつくり、ふんわり柔らかなホットケーキができる

コク重視の場合は牛乳の割合を増やして微調整

ホットケーキ（パンケーキ）やスポンジケーキなどをつくるときに炭酸水を活用すると、ふんわり効果が一気に高まります（もちろん、パンをつくるときにもふんわりと焼くことができます）。

ホットケーキをつくるとき、卵を溶いて市販のホットケーキミックスを加えますよね。ここまでの調理工程はまったく変わらないのですが、そのあと、牛乳の量の半分を炭酸水に替えます。そしていつもどおりにかき混ぜて、バターや油を熱したフライパンで焼きます。たったこれだけの工夫で、いつもより1・5倍くらいふんわりした焼き加減になり、柔らかなホットケーキができます。

ふんわり具合を演出する原理は、炭酸水に溶け込んでいる二酸化炭素が焼く

ときに出てきて、気泡をつくってくれるからです。

ただし、牛乳を使うこと自体は、もともとコクのある味を出すためなので、炭酸水を使うことでそのコクが少し失われます。よって、ホットケーキであればハチミツやクリームをちょっと多めにのせるといいかもしれません。甘いアイスクリームをのせるようなパンケーキの場合であれば、いつもよりコクが少ないことでちょうどよいハーモニーを演出してくれるでしょう。

「ある程度ふんわりさせて、コクも重視したい」ということであれば、炭酸水の分量を減らして牛乳の割合を増やすことで微調整ができるので、いろいろな分量でチャレンジしてみてください。

そのほか、チヂミやお好み焼きといった、通称**「粉もの」をつくるときにも、炭酸水の代わりに炭酸水を使うだけでふっくらした仕上がりに**なります。

炭酸水を使うと、天ぷらの衣が驚くほどサクサクに！

食卓に専門店のような天ぷらを出すひと工夫

天ぷらが美味しいと思う基準は具材の質によるところも大きいですが、なによりも衣のサクサク感がすべてではないでしょうか。天ぷらの専門店などに行くと絶妙なサクサク感で揚げてくれますから、自宅でつくった天ぷらとの差に驚くことも多いと思います。

家庭で揚げようとすると、どうしてもべちゃつき感が出てしまい、サクサクに揚がらないことがほとんどでしょう。

衣の量や揚げるタイミング、そして使用する油など、「プロだからできるんだよね」とあきらめる必要はありません。食卓にプロのような天ぷらを出すためには、炭酸水の力を借りれば大丈夫です。

衣をつくるときは、溶いた卵、冷水、小麦粉を混ぜますが、その冷水を冷えた炭酸水にするだけ（天ぷら粉の場合も同様）。ここでのポイントは、**卵、冷えた炭酸水、小麦粉を混ぜるときに、あまり強くかき混ぜずにサッと軽く混ぜる**ことです。その後は、具を衣につけて油で揚げればＯＫです。

これも卵料理のときと同じで、炭酸が気体化して空気の層ができることでサクサク感が増すというロジックです。

そのほか、白身魚のフライやかき揚げなどでもこのテクニックを応用することができます。

また、鶏の唐揚げをつくるときは、まず、炭酸水に10分くらい冷蔵庫でお肉を浸け置きして柔らかくしてください。そこから、溶き卵、片栗粉、ブラックペッパーを混ぜて肉につけるときに、大さじ1杯くらいの炭酸水を混ぜておくと、こちらもまたサクサクに揚げることができます。

意外と難しい
ハンバーグも簡単！
ふっくら超ジューシーに

牛乳や水を炭酸水に替えるだけ！

自宅でつくる**定番メニューで、意外と難しいのがハンバーグ**です。

ハンバーグは厚めにつくりたいものですが、厚ければ厚いほど、なかまで火がとおっているのが確認しにくく、焼き過ぎてかたくなってしまうこともあります。そして、焼き過ぎが原因で、ぺちゃんこにやせ細ったハンバーグになってしまうことも珍しくありません。

一方、美味しいハンバーグはふっくらしていて、箸やフォークを入れた瞬間に肉汁がジュワッと出てきます。そんな食欲をそそるハンバーグを、炭酸水の力を借りてつくりましょう。

材料を揃えてひき肉をこねるときに、牛乳を入れてパン粉を湿らせますが、そのときの牛乳の量の半分くらいを炭酸水に替えます。そして、肉だねをフライパンで蒸し焼きするタイミングで入れる水も炭酸水に替えましょう。そうすることで、**なかからも外からも炭酸ガスが肉に浸透していきます。**

たったこれだけで、ふっくらした超ジューシーなハンバーグのできあがりです。そのうえ、**炭酸水のパワーで、火をしっかりとおしてもハンバーグがぺちゃんこになることはありません。**

ここまで、いくつかの料理に関して炭酸水の活用法を紹介してきましたが、もちろん炭酸水を活用できる料理はこれだけではありません。おもに、「柔らかくする」「ふっくらさせる」「サクサクさせる」という料理をつくるときは、炭酸水を使ってみると効果を実感できるはずです。

炭酸水の種類によって、料理への効果も変わってくる

炭酸水の選び方の3つのポイント

長期的に見ると、自宅で「炭酸水マシン」を使うほうが低コスト化できますが、「マシンを買うほどでもないかな」という人は、市販の炭酸水を利用することになると思います。

そのときの**選び方のひとつ目のポイントは、成分**です。

炭酸水は、含まれているミネラル成分（カルシウム、マグネシウム）の度合いによって軟水と硬水に分類されます。水中に溶けているミネラル成分量を表した数値が硬度で、ミネラル分が多い水が硬水、少ない水が軟水です。外国産の炭酸水は硬水が主流で、採水地が日本であればほぼ軟水です。

料理はもちろん、ダイエット、美容、健康を意識するなら、ミネラル分が豊

富な硬水がおすすめです。

選び方のふたつ目のポイントは、天然炭酸水か人工炭酸水かです。

天然炭酸水は、その名のとおり天然の状態で二酸化炭素を多く含み発泡しているもので、人工炭酸水は、ふつうの水に人工的に二酸化炭素を溶け込ませたものです。両者に効果の違いはありませんが、**天然炭酸水のほうは気が抜けにくいので、炭酸水を時短料理に活用するときは天然炭酸水がいい**かもしれません。

選び方の３つ目のポイントは、炭酸の強さです。

炭酸が強いと炭酸ガスが多くなるので、いろいろな面での効果は高くなります。最近は強炭酸のものが流行っていてどこでも購入できるので、とても便利になりました。

洗浄剤いらず？
食器や調理器具も、まな板も、
炭酸水できれいになる

炭酸ガスは汚れを浮かせる性質を持つ

わたしは、子どもの頃から料理をつくるのが大好きでした。
大人になったいまでも、自分がつくった料理を家族や友人が、「美味しい！」と笑顔で食べてくれると、とても幸せな気持ちになります。

大好きな料理をするときに欠かせないのが、使い慣れたお気に入りの調理器具です。最近は、便利で役立つものだけでなく、デザイン性に富んだものがたくさん売られていますよね。

さらに、わたしがこだわっているのは、美味しくできあがった料理を盛りつける食器です。

お気に入りの柄や色、デザインの食器を見かけると、料理を盛りつけたときのことを想像しながらついついほしくなってしまいます。みなさんもお気に入りのお皿やマグカップを持っていると思います。それこそ、１００円ショップをうまく活用して、お金をかけなくても一式揃えることができるようになったこともうれしい限りです。

そこで、お気に入りの調理器具や食器をいつまでもきれいに使っていくために、お手入れについて考えてみます。衛生面からも、いつもきれいに清潔にしておくことは当然ですが、忙しい時間をやりくりしながらの台所仕事です。しっかり洗っているつもりでも、気がつけばマグカップに茶渋がついていることもあるでしょう。

そんなときにも使えるのが、炭酸水です。

炭酸水のすぐれたところは、ダイエットや料理だけでなく、調理器具や食器などのお手入れにも活用できること。**炭酸水に含まれる炭酸ガスが汚れを浮かせる性質を持っているので、軽い汚れなら十分にパワーを発揮**してくれます。

それに炭酸水は、本来、飲料として体に入れるものですから、**漂白剤や化学薬品を使った洗浄剤と異なり、化学薬品に敏感な人や手指の荒れが気になる人にとってても安心して使用でき、体にも自然にもやさしい**エコなものです。

炭酸水を飲みきれずにあまってしまったというときは、お手入れのチャンスです。気になるマグカップの茶渋やプラスチック製品の黄ばみ、目の細かい調理道具の汚れも、すべて**基本は炭酸水の浸け置き洗い**です。

炭酸水に15~20分浸けておくだけで炭酸水の洗浄パワーでスッキリ！　最後にすすぐ必要もないので、とても簡単です。

炭酸水に浸けるだけでまな板の黄ばみが解消

それから、調理していて汚れが気になるのは、まな板ではありませんか？まな板はどんなに台所用洗剤で洗っても、包丁によって受けたキズに汚れが入りやすいので、しっかりとしたお手入れが必要不可欠です。特に最近では、白いプラスチック製のまな板を使っている家庭が多いようですが、汚れもさることながら、黄ばみも気になります。

まな板のお手入れ方法としては、台所用漂白剤を直接まな板にかけてしばらく置いてから、たわしでゴシゴシこするなどして汚れを落とす方法があります。でも、これは手間もかかるし、なにより赤ちゃんや小さな子どもがいる家庭では、化学薬品の使用はできるだけ避けたいところですよね。

そこで炭酸水の洗浄パワーが力を発揮します。**炭酸水に浸けておくだけで嫌なにおいも残らず、汚れも黄ばみも解消**できます。

もし、まな板が大き過ぎて浸け置きができない場合は、炭酸パックでひと工夫してください。**まな板に直接キッチンペーパーを敷いて炭酸水をたっぷり染み込ませ15～20分放置するだけで完了**です。ただし、炭酸水には除菌効果はないので、除菌には熱湯などで対応しましょう。

日常的に使用頻度が多いガラスコップの曇りも気になります。コップの曇りは「水あか」の蓄積によるものですから、炭酸水の洗浄パワーでクリアにしましょう。まずは、使ったコップを台所用洗剤で洗ってすすぎます。

それから**炭酸水を入れた容器に、炭酸水の泡が出なくなるまでコップを浸けておくだけ**です。

おわりに

炭酸水の効果に驚いていただけましたか?

炭酸水の魅力は、飲むだけで爽快感を得られるシュワシュワだけではなかったのです。

ここで、本書で紹介した炭酸水のすごさをまとめると次のようになります。

①炭酸水を食前に飲むと食べ過ぎ防止になる
②炭酸水を飲むと代謝アップが期待できる
③炭酸水は腸内環境を整えてくれる
④1杯の炭酸水がストレスを解消してくれる
⑤炭酸入浴剤と炭酸水で自宅に炭酸泉を再現できる

⑥炭酸水を飲むと体が若返る
⑦炭酸水で洗顔するとシミやくすみが解消される
⑧炭酸水でお米をといで炊くと美味しくなる

おもなものを並べてみましたが、炭酸水って本当にすごいと思います。

しっかり効果を得るためには、炭酸水の種類や飲み方、使い方に注意する必要はありますが、本書で紹介したようにそれほど難しいものではありません。ポイントさえ間違えなければ、誰でも炭酸水の恩恵にあずかれます。

みなさんも、健康生活のアイテムとして炭酸水を、ぜひ使ってみましょう。体はスリムになるし、お肌はきれいになるし、美味しい料理を食べられるなど、いいことずくめだと思います。

管理栄養士　新生暁子

飲み方、使い方をちょっと変えるだけ
炭酸水 最強の活用法

発行日 2021年9月14日 第1刷

著者 新生暁子

本書プロジェクトチーム
編集統括 柿内尚文
編集担当 小林英史
編集協力 岩川悟（合同会社スリップストリーム）、清家茂樹（株式会社ESS）、洗川俊一
デザイン 河南祐介（FANTAGRAPH）
イラスト 松本奈緒美、石玉サコ
写真 森モーリー鷹博
校正 植嶋朝子
DTP 山本秀一・山本深雪（G-clef）

営業統括 丸山敏生
営業推進 増尾友裕、綱脇愛、大原桂子、桐山敦子、矢部愛、寺内未来子
販売促進 池田孝一郎、石井耕平、熊切絵理、菊山清佳、吉村寿美子、矢橋寛子、遠藤真知子、森田真紀、高垣知子、氏家和佳子
プロモーション 山田美恵、藤野茉友、林屋成一郎

編集 舘瑞恵、栗田亘、村上芳子、大住兼正、菊地貴広
講演・マネジメント事業 斎藤和佳、志水公美
メディア開発 池田剛、中山晃、中村悟志、長野太介、多湖元毅
管理部 八木宏之、早坂裕子、生越こずえ、名児耶美咲、金井昭彦
マネジメント 坂下毅
発行人 高橋克佳

発行所 株式会社アスコム

〒105-0003
東京都港区西新橋2-23-1 3東洋海事ビル
編集部 TEL：03-5425-6627
営業局 TEL：03-5425-6626 FAX：03-5425-6770

印刷・製本 中央精版印刷株式会社

Printed in Japan ISBN 978-4-7762-1146-4

本書は、2015年6月にセブン＆アイ出版より刊行された『健康名人の炭酸水レシピ』を改題し、加筆修正したものです。